怀孕知识速查手册

HUAIYUNZHISHISUCHA SHOUCE

全国知名妇幼保健专家倾心打造

张少麟 编著

中国妇女出版社

图书在版编目(CIP)数据

怀孕知识速查手册/张少麟编著. —北京:中国妇女出版社,2012.11
　ISBN 978-7-5127-0515-9

　Ⅰ.①怀… Ⅱ.①张… Ⅲ.①妊娠期-妇幼保健-手册 Ⅳ.①R715.3-62

中国版本图书馆 CIP 数据核字(2012)第 240448 号

怀孕知识速查手册

作　　者:	张少麟　编著
责任编辑:	陈经慧
责任印制:	王卫东
封面设计:	黄墨言
出　　版:	中国妇女出版社出版发行
地　　址:	北京东城区史家胡同甲 24 号　邮政编码:100010
电　　话:	(010)65133160(发行部)　65133161(邮购)
网　　址:	www.womenbooks.com.cn
经　　销:	各地新华书店
印　　刷:	北京联兴华印刷厂
开　　本:	170×240　1/16
印　　张:	14.25
字　　数:	210 千字
版　　次:	2013 年 1 月第 1 版
印　　次:	2013 年 1 月第 1 次
书　　号:	ISBN 978-7-5127-0515-9
定　　价:	26.80 元

版权所有·侵权必究(如有印装错误,请与发行部联系)

前言

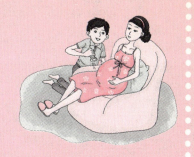

怀孕分娩对一个女人来说,是一段美丽、神圣而并不轻松的生命历程。如何踏上这一转折性的历程并顺利度过,是每一对夫妻都必须重视的。

要想科学地实行优生优育,就必须有一个科学系统的指导。对于一般家庭而言,医生的指导与产前检查虽能给予及时有效的帮助,但在日常生活中,随时都有可能碰到一些医生未曾提及的症状,在这种情况下,如能备有一本详尽的孕期指导书,就能游刃有余地解决此类问题了。

为此,我们编写了《怀孕知识速查手册》一书,试图帮助新婚夫妻提高怀孕质量,解决孕期常见问题,帮助准备孕育宝宝的夫妻未来能成为合格的爸爸妈妈。

本书重点介绍了孕前准备、身体调养、科学受孕及孕期保健、孕期饮食与营养、孕期各阶段胎儿的情况和注意事项、孕期常见的疾病及预防方法、顺利分娩的方法、产后护理、新生儿喂养等一系列内容,从而有助于年轻夫妇全面地了解和掌握怀孕、分娩的有关知识。

本书尽量避免解释"为什么",着重介绍"怎么做",从而能够让读者在很短的时间内以最快捷的方式了解、掌握妊娠生活所必需的参照"方案"。从这个意义上说,该书必将成为女性所青睐的孕期必备手册。

在本书的编写过程中,作者得到了孕产护理专家的大力支持和帮助,在这里向他们表示衷心的感谢!由于编写时间仓促,加之编者水平所限,难免有不当或遗漏之处,敬请同行及广大读者给予指正。

编 者

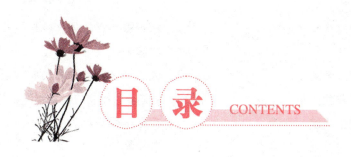

目录 CONTENTS

  孕前优生知识

第一章
新生命是怎样产生的

怀孕需要具备的条件 …………… 002
什么叫孕卵着床 ………………… 003
胚胎是怎样生长发育的 ………… 004

胎盘的结构特点及主要功能 …… 004
脐带——胎儿的生命线 ………… 006
什么是试管婴儿 ………………… 006
什么是人工授精 ………………… 007
女性不孕的原因有哪些 ………… 008
生男生女由谁决定 ……………… 009
饮食可以控制胎儿性别吗 ……… 009
如何控制生男生女 ……………… 010
生育过畸形儿还能正常妊娠吗
……………………………………… 011

第二章
优生学和遗传

什么是优生学 …………………… 012
提倡优生，民族昌盛，家庭幸福 …
……………………………………… 013
优生应从择偶开始 ……………… 014

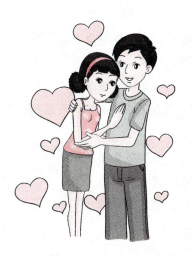

扩大择偶区域有什么意义 …… 016	孕前 3~1 个月的准备 …… 029
择偶要取人之长补己之短 …… 016	孕前 3 个月开始储备营养 …… 030
父亲与优生的关系 …… 017	微量元素与受精关系密切 …… 030
家电污染对优生的影响 …… 017	暂时离开有害的工作环境 …… 031
什么是遗传 …… 019	肥胖者孕前营养建议 …… 031
遗传与智商的关系 …… 019	体重过轻女性孕前如何饮食 …… 032
遗传与长寿的关系 …… 020	高龄女性生育应注意哪些问题 …… 033
遗传与优生环境 …… 020	在最佳生育年龄受孕 …… 033
父母的容貌特征与遗传 …… 021	选择最佳受孕季节 …… 034
遗传病有哪些临床表现 …… 023	提高性生活质量，完美受孕 …… 035
	注意人体生物节律 …… 036
	最容易怀孕的时间 …… 037
	服用避孕药的女性如何怀孕 …… 038
	人工流产、剖宫产后如何怀孕 …… 039
	X 线照射后及长期服药的女性如何怀孕 …… 040
	怀孕前应改变的生活方式 …… 041

第四章
老公也要学习优生知识

哪些情况可能发生遗传病 …… 024	有健康爸爸才有健康宝宝 …… 043
遗传性疾病有什么特点 …… 024	多学习孕产知识 …… 043
近视会遗传吗 …… 025	丈夫在优生中有哪些责任 …… 044
	丈夫在妻子怀孕前应注意哪些问题 …… 045

第三章
怀上最棒的一胎

孕前 10~7 个月的准备 …… 027	保证精子的数量和质量 …… 045
孕前 6~4 个月的准备 …… 028	丈夫为何要补锌 …… 046
	准爸爸禁用的药物 …… 047

第二篇 孕期保健方案

第五章
怀孕后身体有哪些信号

如何从自己的身体变化感知怀孕 ······ 050
如何确定自己怀孕了 ············ 051
为什么要定期到医院检查 ········· 053
怀孕后如何减轻心理负担 ········· 053
如何计算孕周及预产期 ··········· 054
孕妈咪应记住的几个时间 ········· 054
什么是早孕反应 ················ 055

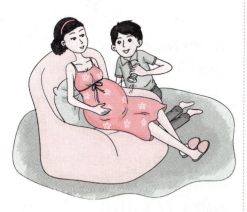

如何克服早孕反应 ··············· 056
怀孕后乳房有什么变化 ··········· 057
怀孕后子宫有什么变化 ··········· 057
怀孕后体重有什么变化 ··········· 058
怀孕后皮肤有哪些变化 ··········· 058

妊娠几个月时能看到孕妈咪腹部增大
······························· 059

第六章
孕期日常生活与工作

孕妈咪的居住环境要注意什么
······························· 060
孕妈咪如何干家务活 ············· 060
孕妈咪如何购物 ················· 062
通过多种途径学习孕产知识 ······· 062
孕妈咪坐、站立、行走的姿势
······························· 063
孕妈咪能不能与宠物相处 ········· 064
孕妈咪怎样休息 ················· 064
孕妈咪躺卧以什么姿势为宜 ······· 065
孕妈咪着装有什么要求 ··········· 066
孕妈咪如何选择内衣 ············· 067
为什么孕妈咪不能穿高跟鞋 ······· 068
孕妈咪能有性生活吗 ············· 069
哪些情况下不宜过性生活 ········· 069
妊娠中期如何过性生活 ··········· 070
妊娠晚期如何过性生活 ··········· 071
为什么提倡孕妈咪边怀孕边工作
······························· 072
孕妈咪如何去上班 ············ 073

上班族孕妈咪如何自我保健 …… 073
孕妈咪应避免哪些工作和环境 ……
　　　　　　　　　　　　　　 074
孕妈咪不应再值夜班 …… 076
孕妈咪应适时停止工作 …… 076

第七章
孕期营养与美食

孕妈咪的营养需求特点 …… 077
增加营养能增强产妇体力 …… 078
孕妈咪为什么要补充叶酸 …… 078
如何安排妊娠期饮食 …… 079
春季如何安排饮食 …… 080
夏季如何安排饮食 …… 080
秋季如何安排饮食 …… 081
冬季如何安排饮食 …… 081
为什么孕妈咪要多饮水 …… 082
为什么孕妈咪要多吃鱼 …… 082
为什么孕妈咪要多喝牛奶 …… 083
孕早期的营养要求 …… 083
孕中期的营养要求 …… 084
孕晚期的营养要求 …… 085
大豆食品的保健作用 …… 086
孕妈咪忌食冷饮 …… 087
孕妈咪忌多吃山楂 …… 088
孕妈咪忌多服补品 …… 088
孕妈咪忌多吃刺激性食物 …… 089
孕妈咪便秘如何进行饮食调养 ……
　　　　　　　　　　　　　　 089
孕妈咪吃红糖有什么作用 …… 090
孕妈咪吃玉米有何作用 …… 090

孕妈咪为何应多吃瘦肉 …… 091
孕早期营养食谱举例 …… 092
孕中期营养食谱举例 …… 098
孕晚期营养食谱举例 …… 102

第八章
做个漂亮的孕妈咪

孕妈咪洗脸就可以美容 …… 106
如何爱护自己白皙娇嫩的面容 …… 107
孕妈咪如何美发 …… 107
如何细心护理自己的秀发 …… 108
孕期化妆有何要诀 …… 108
孕期不同阶段的化妆技巧 …… 109
孕妈咪靓肤护肤小妙招 …… 109
孕妈咪为何出现妊娠纹 …… 110
减轻妊娠纹的方法 …… 111
可以预防黄褐斑的食物 …… 111
孕妈咪美容要以健康为前提 …… 112
孕妈咪穿着不要邋里邋遢 …… 112
孕妈咪不可忽视自己的职业形象 …… 113

孕妈咪怎样为自己增添美感 …… 113
孕妈咪居室巧美化 …… 115
孕妈咪如何保持快乐的心情 …… 115

第九章
孕期需要做的检查

产前检查有哪些好处 …… 116
怎样定期进行产前检查 …… 116
产前检查有哪些常规项目 …… 117
什么时间到医院做第一次检查 …… 119
产前诊断的主要方法 …… 119
孕期不同阶段B超检查的重点 …… 120
如何数胎动 …… 121
为什么要测量骨盆 …… 121
什么是绒毛吸取术 …… 122
什么是羊膜穿刺术 …… 123
什么是TORCH检查 …… 123
孕妈咪为什么要测体重 …… 125

为何要测量宫高、腹围 …… 125
在家中可做的测查 …… 126

第十章
孕期异常情况及处理

孕妈咪得了感冒怎么办 …… 127
怎样鉴别孕期的腹痛 …… 127
哪些人容易发生宫外孕 …… 129
如何鉴别宫外孕 …… 129
孕妈咪容易患哪些疾病 …… 130
羊水过少怎么办 …… 131
羊水过多怎么办 …… 131
患妊娠高血压疾病怎么办 …… 132
胎儿可能出现哪些先天畸形 …… 132
双胎妊娠要注意什么 …… 133
分娩巨大胎儿要注意什么 …… 134
孕晚期腰背痛怎么办 …… 135
胎儿宫内发育迟缓的原因及治疗方法 …… 135

第三篇 顺利分娩方案

第十一章
分娩前如何作准备

怎样为宝宝准备房间 …… 138

怎样为宝宝准备尿布和隔尿裤 …… 138
怎样为宝宝准备衣物 …… 139
怎样为宝宝准备床和被褥 …… 140
分娩前要有充分的思想准备 …… 140

孕妈咪不要青睐剖宫产·············· 153
剖宫产注意事项·················· 155

第十三章
如何顺利分娩

分娩前的征兆·················· 157
分娩第一产程·················· 158
分娩第二产程·················· 159
分娩第三产程·················· 160
产妇应该怎样配合分娩············ 160
初产妇和经产妇的不同············ 162
短促呼吸的运用················· 162
分娩时母体和胎儿的状态·········· 163
如何减轻分娩时的疼痛············ 164
胎儿臀位怎么办················· 164
难产怎么办····················· 165
早产怎么办····················· 166
过期产怎么办··················· 166
丈夫怎样做最佳配角············· 167
丈夫陪伴分娩的意义············· 168

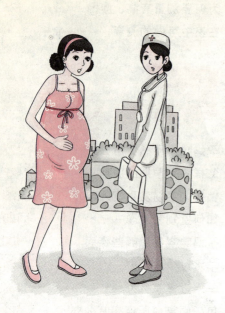

分娩前应做哪些身体准备·········· 141
分娩前应做哪些物质准备·········· 141
为什么适当运动有利于分娩········ 142
产前饮食有什么要求·············· 143
怎样选择分娩医院················ 143
出现哪些情况要马上去医院········ 144

第十二章
选择恰当的分娩方式

什么是自然分娩················· 146
什么是无痛分娩················· 146
无痛分娩的镇痛方法有哪些········ 147
有哪些人工辅助分娩措施·········· 148
什么是坐式分娩和水中分娩········ 150
什么是陪伴分娩················· 150
什么是导乐分娩················· 151
什么是剖宫产··················· 152

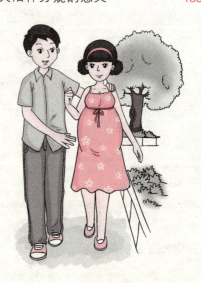

第四篇　产后——健康美丽着

第十四章

健健康康坐月子

新妈妈产后两小时要留在产房内观察 …… 172
产后要及时解小便 …… 172
如何度过产后的前3天 …… 173

产后不宜马上熟睡 …… 173
产后可以洗头、洗澡 …… 174
为产妇创造一个良好的休息环境 …… 174
产后应注意衣着 …… 175
新妈妈佩戴乳罩应注意什么 …… 176
产褥期要劳逸结合 …… 176
科学安排产后营养 …… 177
适合产妇食用的食物 …… 178
有利于产后恢复的蔬菜 …… 179

产妇为什么吃红糖好 …… 180
产妇喝肉汤要讲究方法 …… 180
产妇不宜吃味精 …… 181
产后要预防腰腿、手足痛 …… 181
产后为何还会出现阵阵腹痛 …… 182
剖宫产术后九大护理要点 …… 183

第十五章

产后瘦身与美容

产后怎样恢复健美体态 …… 185
体形、体态健美的标准有哪些 …… 186
什么样的坐、走姿态才是优美的 …… 187
产后如何保养皮肤 …… 188
产后如何保持头发的秀美 …… 189
如何避免产后肥胖 …… 190
怎样做面部美容保健操 …… 191
怎样做颈部健美操 …… 192
肩、背、胸部健美方法 …… 193
让乳房重现美丽 …… 193
收紧你的腰腹 …… 194
怎样做臀部健美操 …… 195
使双腿恢复昔日风采 …… 195
如何让阴道紧缩 …… 196
肥胖体质怎样调理 …… 197
消瘦体质怎样调理 …… 198
产后瑜伽调理术 …… 198

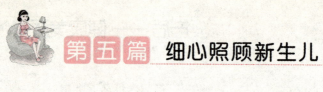

第五篇 细心照顾新生儿

第十六章
新生儿护理与喂养

新生儿适宜的生活环境 ············ 202
细心观察新生儿的身体状况 ······ 202
如何给新生儿换尿布 ·············· 204
如何清洗新生儿尿布 ·············· 205
如何护理好新生儿的脐带 ········ 206
如何给新生儿穿衣服 ·············· 207
新生儿如何晒太阳 ················· 207
新生儿的抱法和包裹法 ··········· 208
如何辨别新生儿的异常信号 ····· 209
新生儿睡眠不安怎么办 ··········· 210
母乳喂养的重要作用 ·············· 210
哺乳的方法 ··························· 212
哺乳的时间和次数 ················· 212
如何合理喂养婴儿 ················· 213
怎样给新生儿喂药 ················· 214

怀孕知识速查手册

第一篇

孕前优生知识

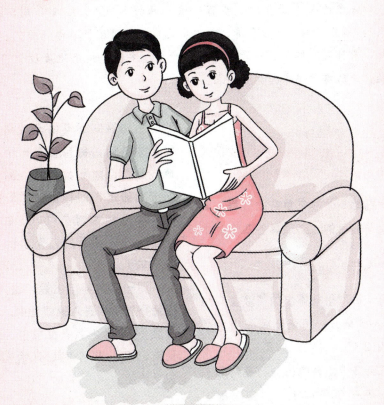

第一章 新生命是怎样产生的

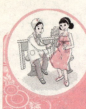

怀孕是人生最奇妙的旅程！这一旅程约10个月（40周、280天），不是一朝一夕的事情，其中有无数的因素困扰着孕妈咪们。因此，有计划地怀孕，科学地优生，健康、安全、快乐地度过十月怀胎，是所有孕妈咪的共同追求！

 怀孕需要具备的条件

受精是一个非常复杂的过程，要达到受孕的目的，必须具备四个基本条件：

1. 健康的精子

男子每次射精排出的精液量应为2毫升~6毫升；每毫升精液中含有精子为2亿~3亿，如果少于6千万，就会减少生育的机会；正常形态的精子应在60%以上；性交时射出的精子在女性生殖道内应能存活2~3天；精子活动力强，可利用尾部的摆动向上运行经宫腔到达输卵管，与卵子结合。

2. 健康的卵子

女子在14岁左右进入青春期，此时生殖器官逐渐发育成熟。卵巢发育成熟后，每月会有一个卵泡发育成熟，凸向卵巢表面，卵泡破裂而排出卵子，即称排卵。一般排卵在下次月经来潮前14天左右，如在排卵期夫妇同房，受孕的可能性就比较大。

卵子自卵巢排出后，进入腹腔，由输卵管伞端进入输卵管内。卵子排出后24小时内具备受精能力，如不受精，卵子24小时后开始变性，失去受精能力。

3. 精子与卵子的会合

性交时射出的数亿精子进入阴道后，其中少数精子沿宫颈黏膜上升，穿过宫腔再进入输卵管，在输卵管外1/3处与卵子结合。大部分精子在阴道酸性环境中死亡。精子的受精能力可保持1~3天，一般只能有一个精子进入卵细胞,二者在输卵管外 1/3 处相结合的过程称受精,此时的卵子称受精卵。

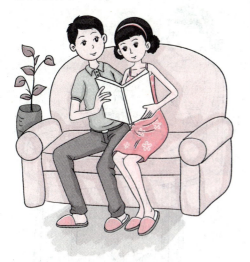

温馨提醒

有些夫妇急切地想实现做父母的愿望,并做好了充分的准备,却偏偏怀不上。其实,孕前的准备工作是要有科学的方法,并且还需要在医生的指导下进行。精子与卵子的存活和受精都有一定的时间限制,超过这一时间,精子和卵子就失去受精能力,并进而萎缩、退化和死亡。所以掌握适当的时机进行房事,对受孕是十分重要的。

第一篇 孕前优生知识

4. 着床

受精卵在输卵管内移动,经 4~5 天到达子宫腔。受精卵在向子宫腔运行的过程中,经过一分为二,二分为四,四分为八的细胞分裂使细胞越分越多。在受精后的第 8 天,受精卵分泌一种酶,侵蚀子宫内膜,然后进入子宫内膜致密层,表层缺口迅速封闭,使整个受精卵包埋在子宫内膜中间,这个过程称为着床。

着床后的受精卵在子宫内生长发育,形成胎儿及胎盘、脐带、羊水等附属物。

如果子宫内膜有炎症或长了肿瘤,以及因卵巢功能不良使子宫内膜发育不充分,受精卵就不能着床,而被排出体外。

 什么叫孕卵着床

卵子受精后,通过输卵管的蠕动被送到子宫腔。从卵子受精至被送进子宫,需 4~5 天时间,在子宫腔内受精卵还要游离 2~3 天。在此过程中受精卵不断地分裂增殖,逐渐形成一个细胞团,称为胚囊或胚泡。大约在受精后 7~8 天,胚泡已到达子宫腔内的合适位置,并"扎根"于子宫内膜之中(医学上称为"植入")。这个过程就叫孕卵着床,即俗称的"坐胎"。

胚囊着床后,子宫内膜随着受孕后体内激素的变化而发生相应的改变。子宫内膜不再剥脱形成月经,而是变成蜕膜,把胚囊包裹起来,供给它养分，使它进一步发育生长。以后随着胚囊发育、胎儿生长，胎儿及其附属物即逐渐占满整个宫腔。

 ## 胚胎是怎样生长发育的

受精卵形成4天后被输卵管推送入子宫腔，边前进边分裂、发育，3～4天后着床于子宫内膜（又称蜕膜）。孕期共10个月，即40周（280天）左右。胎儿的生长发育过程可分为三个阶段。

1. 胚卵期

发生在受精后2周内（末次月经后4周），此时受精卵迅速分裂，形成具有内、外胚层的胚囊。

2. 胚胎期

胎龄4～8周内称为胚胎，具有内、中、外3个胚层，即将发育成胚胎的各组织器官。期末已初具人形。

3. 胎儿期

胎龄9～40周，此期间胎儿逐渐生长发育成熟。

胎龄4个月末（16周末），胎儿身长约16厘米，体重约110克，性别清晰可分。医生由孕妇腹部可以听到胎心，孕妇自己可以感到轻微的胎动。

胎龄7个月（28周末），胎儿身长约35厘米，体重约1000克。有头发，皮肤薄嫩有胎脂保护，眼可睁，生活能力弱，一旦胎儿出生需特殊护理方可存活，称早产儿。

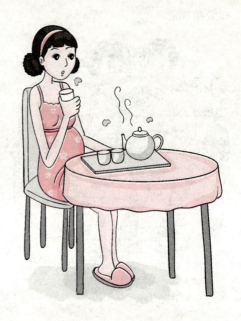

胎龄满37周已进入足月胎儿期，胎儿身长50厘米左右，体重约3200克，男孩较女孩约重100克。皮下脂肪丰满，肤色红润，发长2厘米～3厘米，指甲已超过指（趾）端，出生后哭声洪亮，四肢运动灵活，心跳有力、规律，约140次/分，呼吸约40次/分；有吸吮反射，显示出很强的活力。

 ## 胎盘的结构特点及主要功能

1. 胎盘的结构特点

胎盘是由胚胎的绒毛和子宫的蜕膜所构成，是母体与胎儿间进行物质交换的重要器官。正常足月胎盘为扁椭圆形，直径10厘米～20厘米，厚1.5厘米～3厘米，重500克～600克（相当于胎儿体重的1/6）。胎盘分为母体面和胎儿面，母体面紧贴子宫壁，呈暗红色，粗糙，分许多胎盘小叶；胎儿面表面光滑，覆盖羊膜，其上面附有脐带，脐血管于脐带附着处分出许多分支，并伸入到胎盘小叶内，胎盘在妊娠6～9周开始形成，怀孕3个月后完全形成。胎盘是胎儿在母体内十分重要的器官，胎儿的气体交换、消化吸收、排泄都离不开它，一直到胎儿产出后，胎盘才结束自己的一生，可谓功高命短。

2. 胎盘的主要功能

（1）气体交换：胎盘有代替胎儿肺呼吸的作用，即将母体血液中的氧气，通过胎盘输送给胎儿。相反，胎儿体内的二氧化碳，也通过胎盘进入母体血液而排出。

（2）营养物质的供应：水和大部分的电解质，如钾、钠、镁等，矿物质如铁、钙、磷、碘等，维生素如维生素B_1、维生素B_2、维生素C、叶酸、维生素B_{12}等，以及蛋白质、脂类、葡萄糖等，通过扩散、合成转运等方式，从母体运输供给胎儿。血浆蛋白、免疫球蛋白、脂类等可被分解为简单的物质，通过胎盘供给胎儿。胎盘还能合成糖原、蛋白质等供给胎儿，这就代替了胎儿消化道的功能。

（3）排泄功能：胎儿体内的代谢物，如尿素、尿酸、肌酐、肌酸等可经胎盘送入母血而排出体外。

（4）防御功能：胎盘能阻挡对胎儿有害的物质，使之不能通过，以保障胎儿免受其害。但是这种胎盘的屏障作用极为有限。各种病毒，如流感、风疹、巨细胞病毒等，能比较容易地通过胎盘而感染胎儿，甚至引起胎儿畸形，应予以重视。一些药物在不同程度上能逾过胎盘进入胎儿体内，因此，孕妈咪服药必须由医生给予指导。不论是自身或接种而来的母体抗体，都可以通过胎盘进入胎儿体内，因此，新生儿出生后短时期内具有一定的免疫能力，不受麻疹和天花的感染。一般情况下，细菌是不能通过胎盘的，但在胎盘的绒毛受损伤或破坏时，细菌就能进入血液，造成胎儿的感染。因此妊娠期间预防孕妈咪得病，对保护胎儿是很重要的。

（5）分泌作用：胎盘能产生多种激素，其中主要有绒毛膜促性腺激素，受精后20天（闭经35天左右），即可在孕妈咪的血和尿中出现（临床上利用小便来做妊娠试验），其次是孕激素和雌激素，这三种激素对维持孕妈咪妊娠起很大作用。

胎盘在完成了历史使命后，仍然被人们利用，如中药中的紫河车便是胎盘。中医认为，它是补气、养血、湿肾和益精的良药。

脐带——胎儿的生命线

脐带是从胚胎的体蒂发育而来的，胚胎通过它悬浮于羊水中。脐带的一端连接于胎儿腹壁的脐轮，另一端附着于胎盘的胎儿面的中央或偏于一侧。足月妊娠时，脐带平均长30厘米~70厘米，大多数长50厘米左右，直径为1厘米~2.5厘米。表面被羊膜所遮盖，呈灰白色和螺旋状扭曲，里面有一条脐静脉和两条动脉。胎儿通过脐带和胎盘与母体连接，进行营养和代谢物质的交换。脐带如果受压，血液被阻断，可危及胎儿的生命。

在产前，脐带发生问题的机会并不少见。比如胎儿浮游在羊水内，可以活动自如，若是子宫稍微放松对它的约束，诸如既往分娩过多的孕妈咪腹壁太松、子宫本身弹性不良或由于某些原因羊水过多时，都可以使胎儿在羊膜囊内转动过于频繁，造成脐带扭转、打结甚至缠绕于胎儿颈部或肢体，这样就会使脐带内血液流动受阻甚至中断，威胁胎儿的生命，甚至造成胎儿在子宫内死亡。

温馨提醒

胎儿的营养来自母体。胎盘是连接胎儿和母体的桥梁。胎盘上面有成千上万的"吸管"，插入母体子宫的蜕膜内，那里有母亲提供的各种营养物。母体通过胎盘上那些微细的"吸管"，将营养物转移到胎儿体内。这个过程当然不会像用吸管喝饮料那么简单，而是通过多种复杂的运转方式，让胎儿将营养物质吸入体内。

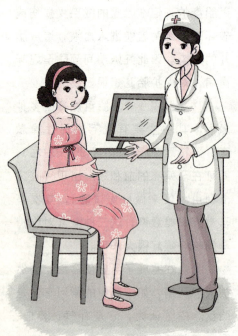

什么是试管婴儿

体外受精技术（IVF）俗称"试管婴儿"，是目前世界上采用最广的生殖辅助技术。1988年3月10日8时，一个女婴在北京大学第三医院的出生，标志着我国生殖医学技术已经跻身于国际先进行列。"试管婴儿"并不是真正在试管里长大的婴儿，而是从卵巢内取出几个卵子，在实验室里让它们与男方的精子结合，形成胚胎，然后把胚胎转移到子宫内，使之在妈妈的子宫内着床、发育。正常的受孕需要精子和卵子在输卵管相遇，二者结合形成受精卵，然后受精卵再回到子宫腔，继续妊娠。所以"试管婴儿"可以简单地理解为用实验室的试管代替了输卵管的功能而称为"试管婴儿"。最早体外受精主要用于治疗由输卵管阻塞引起的不孕症，现已扩展到子宫内膜异位症、精子异常（数目异常或形态异常）等引起的不孕症，甚至对原因不明性不孕症都有帮助。研究显示，一个周期治疗后的妊娠率在40%左右。

试管婴儿技术是治疗不孕症的重要方法，在此技术上发展起来的胞浆单精子注射、种植前遗传学诊断等助孕技术已为千千万万个不孕夫妻带来了希望。目前，全球出生的试管婴儿已逾20万，在欧洲一些国家新生儿中1%为试管婴儿，可见发达国家不孕夫妻借助试管婴儿技术生育的比例之大。随着科学的发展和技术的不断进步，试管婴儿技术一定会更加完善，造福于全人类。

什么是人工授精

人工授精就是用人工的方法把有精子的精液注入女性的阴道、子宫颈或子宫内。作为一种治疗方法，人工授精已有悠久的历史。但在人类社会中，由于存在不同的道德、伦理观念和法律问题，却只在特殊情况下才采用人工授精，一般来说，包括两种类型。

1. 配偶间人工授精

即用丈夫的精液进行人工授精，这些夫妇主要是因为有严重的性功能紊乱或生殖道畸形，不能性交或不能将精液射到女性阴道。例如男方因阳痿、早泄、尿道下裂等不能使精液射入阴道，女方由于阴道畸形狭窄不能性交，或者由于子宫颈黏液中存在对精子有害的因素。夫妻间人工授精还可以应用于男方精液质量不佳、少精症或精子活力低下者。

2. 非配偶间人工授精

即用非丈夫的精液进行人工授精，适用于绝对的男性不育症，包括无精子症或死精子症治疗无效者，或男方有比较复杂，不能完全从临床的角度来考虑的原因。已经出现由于人工授精而造成夫妻反目的情况，选择这种方法受孕的夫妻，思想上要事先沟通，取得一致意见，共同向医院提出申请，以免导致家庭悲剧。而对供精者的姓名和职业，医院要保密，也不要向供精者提供受精人的姓名，避免引起法律纠纷。

女性不孕的原因有哪些

女性不孕主要有以下几个原因：

1. 影响卵巢产生卵子的原因

先天性因素如先天性卵巢缺陷或发育不全；后天性原因如因肿瘤、炎症、手术、放射线破坏或切除了卵巢组织，因此不能产生卵子。

2. 内分泌功能的原因

女性患全身性疾病，如精神过度紧张或焦虑引起的神经内分泌功能失调、营养不良或维生素缺乏、急性传染病、结核病以及各种化学因素（如铅、乙醇、烟草等）造成的慢性中毒，均可引起不孕症。

3. 阻碍卵子与精子结合或阻碍受精卵着床的原因

如先天性无子宫、无阴道、子宫发育不良（幼稚型子宫）及子宫畸形，或阴道、处女膜闭锁等。后天性如各种生殖炎症，包括阴道炎（滴虫、霉菌、淋病等）及重度宫颈炎，均会产生大量黄脓样分泌物，影响阴道的酸碱度不利于精子的活动和生存；结核性输卵管炎可造成输卵管管腔堵塞；子宫内膜异位所致的粘连（子宫腔粘连、子宫颈粘连等）；肿瘤如子宫肌瘤等均可引起不孕。

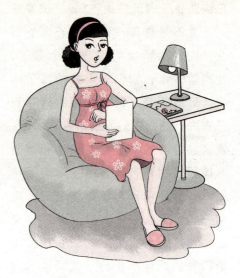

4. 原因不明性不孕

约占不孕症总数的10%。得了不孕症应进行全面系统的检查，其中包括全身体格检查，生殖器官状态及功能检查。如生殖器正常，就要进行特殊检查，包括基础体温检查、阴道涂片、宫颈黏液检查、子宫内膜活检、输卵管通畅试验、交媾试验、各种激素测定等。

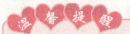

有的夫妻采用了避孕手段，尤其是口服、注射或包埋避孕药物，打破了女性生殖系统正常的生理周期，使体内激素、内分泌紊乱，停药后卵巢、子宫的周期和功能短期内不能恢复正常，使排卵、卵子成熟受影响，所以使计划受孕受阻。

生男生女由谁决定

生男生女历来是人们最关心的问题之一，许多人都希望能按照自己的心愿生男孩或女孩。由于封建思想的影响，有些人至今还认为只有生男孩才能传宗接代。其实，这是毫无道理的，也是不科学的。

生男生女并非由女方决定的，而主要由男方的性染色体决定。性染色体，顾名思义是决定性别的染色体。人类的生殖细胞中，有23对染色体，其中22对为常染色体，1对为性染色体。女性的性染色体为XX，男性的性染色体为XY。若含X染色体的精子与卵子结合，受精卵为XX型，发育为女胎；若含Y染色体的精子与卵子结合，受精卵为XY型，发育成男胎。所以，生男生女取决于参加受精的究竟是X精子，还是Y精子。而精子与卵子的结合是随机的，是不以人们的意志为转移的，这样才能维持人类两性比例的大体平衡。这个平衡不容破坏，否则必然造成不堪设想的社会问题。

随着医学研究的发展，已使人们能够在怀孕早期识别胎儿的性别。如怀孕40～60天，吸取绒毛细胞；怀孕3～4个月后，用羊膜腔穿刺抽取羊水，经过特殊的细胞培养和染色后，在显微镜下观察其染色体，就可以区分男女了。这里要强调指出的是，建立这些方法的目的不是为了迎合生男生女的意愿，而是为了优生。因为有些遗传病是与后代的性别有关的，如血友病、假肥大型进行性肌营养不良等疾病只遗传给男孩。如果已知某家族中有这种遗传疾病，那么该家庭成员怀孕时，就应做产前诊断。如是男孩，则应立即停止妊娠，以免患儿出生给家庭和社会带来负担。

饮食可以控制胎儿性别吗

现在有一些说法："想生男孩，丈夫多吃酸性食物，妻子多吃碱性食物；想生女孩的话，则做法相反。"到底这种说法有没有科学道理？

上面我们已经讲到生男育女决定于染色体，也就是取决于男方提供的

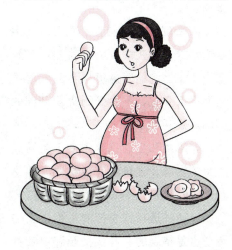

精子。精子根据其含有染色体的不同分X和Y两种。在酸性环境中X精子比较活跃，易优先受精而生女，在碱性环境中Y精子比较活跃，易优先受精而生男，但是想通过改变饮食来选择胎儿性别，是没有科学道理的。

所谓酸性食物或碱性食物，并不是指味道酸或咸的食物，而是指食物经过消化吸收和代谢后产生的阳离子或阴离子占优势的食物，所谓的碱性食品，是指经代谢后产生的阳离子如钾、钠、钙、镁较多的食品。而代谢后产生磷、氯、硫等阴离子占优势的食物属酸性食物，如柠檬、杏、杨梅等味道虽酸，但它经代谢后，有机酸变成了水和二氧化碳，后者经肺呼出体外，剩下的阳离子占优势，仍属于碱性食物。同样，肉、鱼、蛋类和米、面虽无酸味，但代谢后产生的阴离子较多，仍属于酸性食物。因此，不能从食物的味道区分酸性或碱性食物。

人体血液的酸碱度，即pH是相当恒定的，无法由食物来改变。而阴道内和子宫内的酸碱度，会因生理周期而产生变化，不会受到食物品种的影响。想用食物来改变体液pH，使身体分泌物和生理调整到适于生男或生女的状态，这是没有生物化学理论基础的，也是没有临床实验依据的。所以，通过选择饮食控制生男生女的传说也是错误的。其实受孕和决定生男生女是一个比较复杂的过程，并不仅仅是酸碱环境所决定的。所以饮食应着眼于身体的营养均衡，着眼于对健康有益的方面，否则将不利于自身健康，并可能影响胎儿的发育。

如何控制生男生女

许多家长都想控制胎儿的性别，那么如何如愿？如何控制生男生女呢？出于医学上的需要，可采取如下方法控制生男生女。

1. 掌握排卵期

在接近女方排卵时同房，易生男孩，过了排卵期后同房易生女孩，这是利用Y精子好动、寿命短和X精子动作慢但寿命长的特点，人为地制造促使精子和卵子结合的环境。

2. 改变阴道的酸碱度

采用配制2%或2.5%的苏打水冲洗阴道后同房，可以增加生男孩的概率。用30%或50%的食醋或1%的乳酸钠冲洗阴道后同房，可以增加生女孩的概率。

3. 性高潮控制法

男方在女方达到高潮时射精，易得男孩，男方射精后女方才达到高潮，或无明显性快感，易得女孩。

4. 把握同房次数

短期内性交频繁，每次射精时的精子量少，生女孩的可能性大，反之则生男孩的可能性大。

5. 掌握射精深浅

想要生女孩在阴道浅处射精，反之则在临近子宫口的地方射精。

由于施行以上各种方法的目的均是为了防止伴性遗传病的发生，因此，最好是在医生诊断男女方为遗传病基因携带者后，供人工选择胎儿性别时选用。

生育过畸形儿还能正常妊娠吗

生过畸形儿的女性，能否再生出正常孩子，应当根据不同的情况做不同的回答。

1. 过去所生的畸形儿，若已确认是因为环境因素（如因孕期感染病毒、用药、接触化学有毒物、吸烟、酗酒等）导致的。只要第二次怀孕前和怀孕后，避免接触这些因素，就可生出一个正常的孩子。

2. 如果第一个畸形儿患的是常染色体隐性遗传病，如苯丙酮尿症、白化病等，那么再次怀孕生畸形儿的可能性占25%。

3. 如果第一个畸形儿患的是常染色体显性遗传病，则以后再生畸形儿的可能性为50%。

4. 如果第一个畸形儿患的是X连锁隐性遗传病，则再生男孩的话，有可能50%仍为畸形儿；再生女孩的话，则有50%为致病基因携带者。

5. 如果第一个畸形儿患的是多基因病，如唇裂及脊柱侧弯等，第二胎的发病风险率分别为4%和7%。

6. 因X射线和化学物质致畸的，还有可能再生畸形儿，这是因为放射线及化学物质可以使不止一个生殖细胞发生遗传物质的改变。

总之，曾生育过畸胎的女性，是否能生正常子女要根据发生畸胎的原因而定。应在孕前、孕中定期去医院进行检查，并按医生要求做产前诊断。切不可存有侥幸心理，要相信科学，不要有碰碰运气的念头，否则会害了自己。

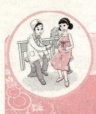

第二章 优生学和遗传

首先，未来的父亲要把烟酒戒掉。其次，夫妻俩应尽量避免到污染严重或不卫生的场合去；进行体育锻炼，强健体魄，提高身体综合素质；合理安排家庭生活，保持夫妻间的感情融洽；防止病毒感染，慎服中、西药及各种补品。这一切都有了理想的结果后，还要充分做好生理准备和心理准备。

什么是优生学

优生学是专门研究人类遗传、改进人种的一门科学。我国优生学经过长期发展和科学实践，运用于"优生优育"工作中，已经为提高我国人口质量作出了巨大贡献。

中国是一个地域辽阔、物产丰富、人口众多的国家，由于经济还不十分发达，所以人民生活水平比较低，这就使得"提倡优生优育，提高人口素质"在经济发展、提高科学技术水平和改善人民生活水平中起着重要的作用。

提倡优生优育，提高人口素质，是我国实施可持续发展的重要保证。因为提倡优生所采取的措施，可以及时确定遗传性疾病患者和携带者，并对其生育患病后代的发生危险率进行预测；决定应该采取的预防措施，从而减少遗传病儿出生，降低遗传性疾病发生率，获得优生效果，从而提高人口质量。

优生学包括积极的和消极的两个方面，其各自又有着其特殊的意义。

1. 积极的优生学

积极的优生学是提高人口质量的有效方法。积极的优生学是通过分子生物学和细胞分子学的研究，修饰和改造遗传物质，控制和影响个体发育，控制和变革人类自身，促进体力和智力上优秀的个体出生，使后代更加健康、完善。目前世界各国的科学工作者在这方面已经取得了一些成绩,随着人类基因组测序工程的进行和完成,这一学科也将取得重大成果。

2. 消极的优生学

消极的优生学是人类最基本的有现实价值的预防性优生学。消极的优生学是运用科学手段避免或减少不良个体的出生,防止或减少有严重遗传性和先天性疾病的个体的出生。只有减少白痴儿、畸形儿的出生,才谈得上人口质量的提高。一个患有先天性痴呆的儿童的出生,会造成双亲的极大痛苦、家庭和社会的巨大负担。因此,阻断遗传病和先天性缺陷的延续,预防和尽早发现胎儿异常,是家庭幸福的重要前提。

提倡优生,民族昌盛,家庭幸福

提倡优生是使中华民族繁衍昌盛的最重要手段之一。无数事实表明,实行优生,可以使具有优良遗传素质的人群数量增加;不实行优生,则人群中的呆小残疾及患有遗传病的人就会一代代地遗传,继而危及整个中华民族的命运。因此,普及优生学知识,按照优生学提示的规律办事,已成为我国繁荣昌盛刻不容缓的大事了。

实行优生,能减少和消除劣质个体的出生,可以减轻家庭及社会的经济负担。据有关部门调查显示,目前,全国先天性愚型患者可能已超过120万;我国各类残疾人约占总人口总数的5%,有智力和(或)生理上先天性缺陷的儿童至少在1000万以上。并且,还有大量精神分裂症、先天性失明等其他疾病的患者。这对于

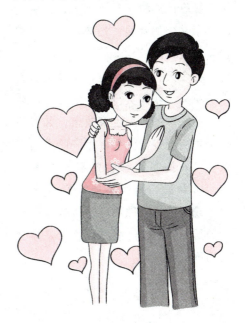

我们这个经济、科教、文化、卫生等各方面都需要大量资金进行建设的国家,是一个多么沉重的负担啊!而对于一个家庭来说,这不仅仅是个沉重的经济负担,并且还长期对家人的心理造成压力,情感受到巨大伤害。如果实行优生,所生的孩子健康聪慧,家长就可以将主要精力投入到事业中去,同时营造和谐、美满的家庭生活。

实行优生，能改善遗传素质，可以提高智力投资的经济效益。目前我国正在普及中小学教育，如果是对一个智力低下的人进行智力投资，那么效用很低；反之，如果对那些遗传素质优良，智商高的人进行智力投资，则会发挥理想的效用。因此，按优生规律办事，培养教育出大量人才，就可以提高民族科学文化水平，促进我国科学文化的发展，加速社会主义现代化的进程。

在今天，实行优生，有着尤其特殊的意义。我国实行"一对夫妇只生一个孩子"的计划生育政策，如果没有科学指导实行优生，第一胎生出了低能儿，许多人都会想着再生第二胎，如果第二胎还不能实行优生计划，或者由于某种不可逆转的原因生出的第二胎还是低能儿，这又是多么大的不幸啊！

孕期小知识

提倡优生优育，提高人口素质，是我国实施可持续发展的重要保证。因为提倡优生所采取的措施，可以及时确定遗传性疾病患者和携带者，并对其生育患病后代的发生危险率进行预测后，再决定应该采取的预防措施，从而减少遗传病儿出生，降低遗传性疾病发生率，获得优生效果，以提高人群遗传素质和人口质量。

总而言之，即将为人父为人母的青年男女，如果你打算孕育一个健康、美丽的小天使，那么你就得遵循优生的原则，实行优生计划。只有通过科学的优生指导，才能孕育出一个最优秀的宝宝。

优生应从择偶开始

随着人们对优生认识的深化，对配偶的选择已不局限于品貌端庄、身体健康，而是更加重视遗传素质和其他的因素。因为择偶不仅仅是男女的结合、个人的幸福问题，而是关系到后代的素质和民族的强盛。所以说，青年男女选择对象是很需要有科学性的。

那么选择什么样的对象最佳呢？当然每个人都有自己的选择标准，从优生的角度，科学择偶对后代的智力、体格等各方面会更加有利。希望广大青年朋友们能从以下几个方面考虑：

1. 具备优生优育意识

优生是指人类的生育质量，即要生育智力和体质（包括人体内外的各种形态结构与功能特征）都优秀的子代。众所周知，目前世界上有相当数量的家庭因为孩子的低能、痴呆以及各种先天性或遗传性缺陷而苦恼，并为家庭和社会造成沉重的负担。据调查，世界上各种不同程度的先天性和遗传性缺陷的人数占总人口的 0.1% 左右。在我国，智力低下者和形态、功能缺陷者达 1000 万人，其中包括色盲、聋哑、畸形、心脏病、肌营养不良、唇裂与腭裂等先天或遗传性患者。

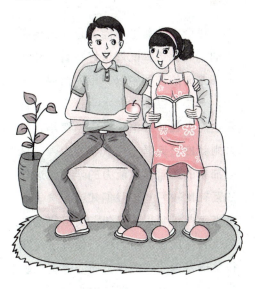

2. 避免亲缘关系

我国《婚姻法》已明确规定"直系血亲和三代以内的旁系血亲禁止结婚"。这是因为近亲结婚后生育的孩子容易出现先天性遗传疾病，如聋哑、痴呆、畸形、低能儿等，造成父母和孩子的终身痛苦。据有关方面的统计，近亲结婚者所生的后代，发病率比一般婚配的要高 150 倍，死亡率也比一般婚配的高出 3 倍多。

3. 避免遗传病患者配偶

遗传病是一种能够遗传给子代的疾病。它能通过遗传物质世世代代地传递下去，如果夫妻双方都是遗传病患者，那么，他们子代的发病率会更高。

4. 避免同病患者配偶

据有关资料介绍，当夫妻双方或一方患精神分裂症，其子女患同病的风险可高达 40%～68%，而其中躁郁情感性精神病为 43%，精神发育不全为 42.1%。据我国安徽省某山区 563 名畲族的隔离群体中的调查：153 对夫妻子女总数 21 名中，夭折、流产 4 名，这说明同病婚配对子女健康有严重危害性，有类似近亲婚配的恶果。

5. 选择最佳的年龄

年龄是与健康、生育密切相关的。我国《婚姻法》规定："结婚年龄男不得早于 22 周岁，女不得早于 20 周岁。"这是《婚姻法》规定的最低年龄，但不是结婚的最佳年龄，更不是生育的最佳年龄。研究发现，女性的最佳生育年龄为 23～28 岁，男性为 25～32 岁。

选择最佳配偶时必须考虑上述几个方面，以避免择偶中的盲目性。

还有，在选择对象时，还必须注意对方的文化素养。文化素养与优生优育，乍听起来似乎是风马牛不相及的两码事，但两者确实有着千丝万缕的联系。文化素养越高，人口素质越高；文化素养越低，人口素质越低。

扩大择偶区域有什么意义

过去由于人们对优生科学不够了解,思想比较愚昧,认为亲上加亲是最好的姻缘。于是一个个狭窄的通婚圈造成了一幕幕的人间悲剧。

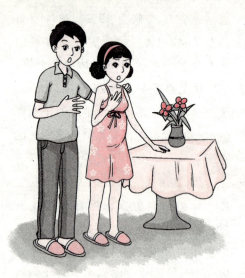

据世界卫生组织调查证实,近亲结婚子女患智力低下、先天畸形和遗传性疾病要比非近亲结婚子女高150倍,近亲结婚子女的死亡率是8.1%,而非近亲结婚子女的死亡率只有2.4%。

所以说,在选择配偶时要尽可能地扩大区域范围,可以跨县、跨市、跨省,甚至跨出国籍(当然这只能是少数人)。社会上曾流传说:"南方人和北方人结合所生的孩子聪明。"这种说法不无道理。优生学认为:血缘关系越远的婚配,他们之间相同的致病基因越少,其后代患遗传病的可能性也很少。因此,他们所生的后代多数比较聪明且身体健康。

 ## 择偶要取人之长补己之短

每个人的智慧与能力是与遗传有关的,因此选择配偶最好在智力和能力各方面的差项中以不相同为好。比如,一位女性的文学水平较高,语言表达能力强,或擅长音乐、舞蹈,那么她就应该选择一位数学能力强,具有抽象的逻辑思维能力的伴侣,这样的互补比较好些。我们知道,孩子的特点来自于父母的遗传,父母将各自的优秀基因遗传给后代,使其子代获得父母各自一半的优势而变得更加聪明。同时,在胎儿期及出生后,父母还可以利用各自的所长,对胎儿和出生后的孩子施以教育,岂不更好?此外,我们每个人的外表特征也有所不同,各自都存在着某些不足,那么选择对象的时候也要全面比较一下优缺点,尽量做到"取长补短"。比如,长相差一些的可以选择长得漂亮一些的,身材矮小的可以选择身材高大些的,较瘦的人可以选择较胖的人。这样就可以弥补双方某一方面特征的"缺陷",使其子代能较为均衡地发育。

父亲与优生的关系

提到优生,人们更多想到的是母亲,而对于父亲来说,优生的责任似乎轻微的可忽略不计。几乎 99.9% 的计划怀孕或已经怀孕的夫妇所关心的都是孕妈咪如何做才能达到优生的目的。事实并非如此。

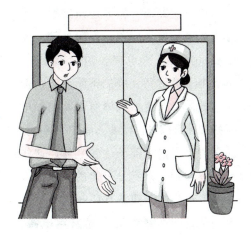

人类生命是从卵子与精子的结合开始的。精子在正常发育过程中,随时随地受到各种因素的影响,许许多多的小异常、小畸形,从质量到数量,从精子周围的异常改变到精子本身的微小变化都可能导致优生的失败,出现不育、出生缺陷,乃至流产、死胎、早产、死产以及各种不同性质、不同种类的先天异常或先天畸形。要发育成正常的胚胎,精子首先应具备能使卵子正常受孕的条件:精子必须成熟和具有获得营养物质的能力;在正常生理情况下,精子必须发育正常;必须有足够的数量。因此,要想优生,父亲与母亲同样肩负着重任。研究表明,新生儿出生缺陷,遗传因素占 25%,其中来自物理、化学、生物等因素的为 10%,病残儿的父亲有 21.59% 在工作环境中接触射线、微波、高温、重金属、化学物质、农药等,有这种情况的母亲占 17.85%。病残儿父亲患上感冒、发热、风疹、弓形虫感染、巨细胞病毒感染、疱疹、过敏症、腮腺炎、肝炎等疾患的占 5.3%,母亲患上述疾病的占 24.89%。病残儿父亲有烟酒嗜好的占 55.91%,而母亲只占 2.2%,父亲烟酒嗜好与病残儿发生有非常显著的关系,而母亲则无显著关系。在临床中曾经遇到一对夫妇连续三胎是病残儿,第一胎是无脑儿,第二胎是先天肺发育缺陷,第三胎是先天性心脏病,心律失常。母亲无疾病,也无家族性遗传病史,染色体检查未发现异常,父亲也无遗传病家族史,染色体未检查异常,但是,父亲在油漆厂工作 5 年以上,不排除化学因素导致父亲一方精子出现质量问题。也曾见过酗酒父亲有智力低下的孩子。

家电污染对优生的影响

影响人类优生的因素是多方面

的，诸如众所周知的近亲结婚、环境污染、孕期病毒感染和滥用药物、吸烟嗜酒及不良饮食习惯等。然而潜伏在现代家庭和孕妈咪身边的一种新的隐患即家用电器的污染危害，对优生影响似乎还未引起人们的重视。家用电器在给人们带来方便的同时，如使用不当，忽视防护，则会对人类本身尤其是孕妈咪和胎儿造成危害。女性在怀孕前后最好不使用电热毯，少接触微波炉，不要长时间近距离看电视，尽量少操作电脑。这是因为电热毯在通电后产生的电磁场，会影响胚

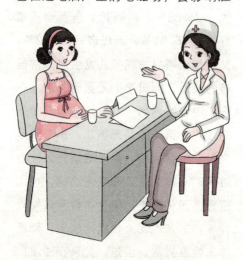

胎细胞的发育，导致胎儿的畸形，因此，孕妈咪还是不用电热毯为好。据专家们调查研究发现，一些长期在计算机前工作的人，会出现眼睛、肩膀疲劳及右臂不能上举等症状，有的甚至还出现神经失调、忧郁症等精神方面的疾病。而作为一个孕妈咪，除遭受到上述不利因素影响致使身体健康受到伤害外，还会因操作电脑出现早产和死胎。专家们还认为，这些现象的出现，除电磁波的危害以外，还因操作者精神过分紧张，腹部因紧张而产生压迫感，同时，大脑过度疲劳又是这种压迫感加剧而造成的。因此，女性在怀孕期间最好不要从事电脑操作工作。如果情况比较特殊，迫不得已，则一定要注意自身的防护，每隔1小时要休息10～15分钟，与电脑要保持一定距离；并要注意定期检查身体，以便发现问题，及时处理。而电视机尤其是彩电在长时间工作时，由于电子流对荧光屏的不断袭击，荧光屏表面会产生对人体有影响的静电荷并放出一定的射线、静电、X线，加之荧光屏前被离子化的气体，这些对孕妈咪和胎儿都是有害的。所以说为了下一代的健康及孕妈咪自身的健康，孕妈咪尽量远离上述家用电器，以确保母婴双方的健康。

温馨提醒

要达到优生的目的，在产前进行遗传咨询和产前诊断，有着非常重要的作用和意义。这可以使人们预防因不适当的婚配而导致的畸形儿的出生，并可确定胎儿性别，了解胎儿是否正常，有无患有遗传病和先天性疾病，是否考虑终止妊娠等。

什么是遗传

遗传是生物界的普遍现象,俗话说得好:"种瓜得瓜,种豆得豆""龙生龙,凤生凤"……这些老话就是我国古代学者对遗传这种生物现象的恰当概括。所谓遗传,就是父母(亲代)通过生育过程把遗传物质(基因)传递给子女(子代),使后代表现出同亲代相似的性状,比如体态、相貌、气质、音容等。

遗传有极高的准确率和精密的选择性,因此,一个物种的个体产生同一物种的后代,每一物种的个体都继承前代的各种基本特征。遗传既要保证物种的延续,同时这种延续又不能是简单的复制,这种生物个体之间的不同样性或子代与亲代,子代与子代之间的个体差异称之为变异。

人类由于遗传,子女和父母在外貌甚至性格上都很相像,这就是所谓的"子性类父",但我们未曾见过谁的孩子和父母或兄弟、姐妹之间长得完全一样,即使是一对同卵孪生子,亲近的人也能分辨出他们的细微差别。遗传基因不可能完全不变地传承下去,也不可能一下发生很大变化。

人类的许多变异如高矮、胖瘦、血型等,属于正常生理范围;有些变异则可能引起不同的病理过程,而表现为遗传性疾病。有严重遗传性疾病的胚胎或胎儿往往发育不正常,容易夭折,即使活到出生,出生后也会有先天异常的表现。但并不是所有的遗传性疾病都在一出生就表现出来,如精神病要到一定年龄才表现出来,遗传性舞蹈症要到30~40岁才出现症状。

遗传与智商的关系

事实证明,遗传与优生优育密切相关。智商及才能与遗传的不可分割性是客观存在的。

目前通常使用的智商测量标准为200分制,即最高分数是200分,90~110分者均属于正常智力的范围,120~140分都为高智商,155分以上的则是绝顶聪明的人,常称人才。分数越低,表示智力越差,70分以下的为智力低下,一般都是由某些原因引起的。如智商在50~70分者属于愚笨,25~50分者为痴呆,0~25分者为白痴。

智商与遗传的关系,通常情况下高智商父母的子女智商往往也比较高,反之亦然。在临床上统计观察,父母的智力高,孩子的智力也较高,父母的智力中等,孩子往往也如此,父母智力有缺陷,孩子有可能表现智力发育不全或精神缺陷，约占59%。

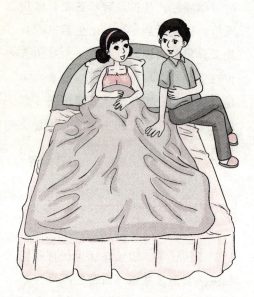

遗传固然重要，但后天因素，如社会环境的影响和自身的努力，对智商的作用也是不可低估的。后天的教育、训练和营养等因素对提高智商起着相当大的作用。

总之，高智商离不开遗传的基本要素，但后天因素则是智商发展的根本，它可使孩子的智力潜力得到充分的挖掘和发展。

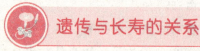

遗传与长寿的关系

曾经流传着一个这样的故事，是人类学家鲍戈莫洛兹转述的：一位过路人看到一位80岁左右的老人在门口哭泣，觉得很奇怪，就过去问他为什么要哭，老人家说他挨了父亲的打。过路人于是去看这位老人的父亲，这是一位113岁的强健老人，老人说他的独生子不尊敬祖父，走过他面前没有鞠躬，所以发怒。过路人更为惊异，又要求见见他的祖父，祖父整整143岁了，这可真是一个"长寿之家"。

遗传学家认为，寿命确实离不开遗传基因作用，也有学者做过双胞胎之间健康状况调查，发现60～75岁去世的双胞胎中，男性双胞胎死亡时间平均相差4年，女性双胞胎死亡相差2年左右，而普通同胞因年老而死亡者平均相差9年之多。同卵双胞胎者之间可能寿命更为接近。

当然，寿命长短也受营养、环境的影响，现代科学的进步越来越重视环保问题，如空气污染、水污染、食物污染、化学农药用量超标等因素，对人类的健康都有危害。爱护大自然，维持生态平衡都有利于人的健康长寿。按科学家推算人的寿命应该在150岁以上，人人都健康，子孙后代才能获得长寿的基因，人类才能不断发展。

遗传与优生环境

人类的体质、生理、智力许许多多的方面都离不开遗传因素，但也不能忽视后天环境因素所起的作用，这也是人们非常关注的问题。

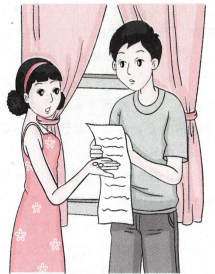

在我们日常生活中，常可以见到一些现象，在一个家族中，父母的个子都很高，但他们的子女个子并不高；夫妻个子都较矮，但其子女个子并不都矮，反而有的很高；如果夫妇俩一个矮，他们的后代可能会参差不齐，高个矮个都有。大家都知道，身高与父母遗传密切相关，可是为什么会出现以上情况呢？因为身高是受多种因素控制的，如环境因素、营养条件、生活习惯、工作性质等多方面因素都会影响到人体身高的发育。像我们邻国日本人，在20世纪80年代他们的身高普遍偏矮，但在近年观察，日本人的身高已大大超过他们双亲，这也说明了遗传和环境相互作用的关系。有关专家评价为遗传＋环境＝个体。

当然，环境对遗传的影响也不是绝对的，某些遗传性是很稳定的，如血型、指纹等是不可改变的，又如精神分裂症、哮喘受环境因素作用占20%，遗传效应占80%，也有的两者所占比重差不多。

总之，我们希望尽量利用外环境条件来补救遗传缺陷，防止环境因素造成的身心缺陷。

温馨提醒

遗传咨询是产前优生的一个前提工作。遗传咨询就是由从事医学遗传学的专业人员或遗传咨询医师，对咨询者就其提出的家庭中遗传性疾病的发病原因、遗传方式、诊断、预后、复发风险率、防治等问题进行解答，并就咨询者提出的婚育问题提出建议和具体指导。

父母的容貌特征与遗传

许多年轻父母都非常关心自己的容貌特征哪些可以遗传给孩子。我们现在就来看一看。

我们都毫无例外地秉承父母的某些外貌特征来到人间，而这种遗传并不像"克隆"动物那么一模一样。在已知的10大特征性遗传中，有些是"绝对"地像，有些是像又不像，有些像得微不足道，有些"像"可以通过再塑又不那么像。

1. 接近百分之百的"绝对"遗传

（1）肤色。遗传是不偏不倚，让人别无选择。它总是遵循"相乘后再平均"的自然法则，给你打着父母"中和"色的烙印。比如，父母皮肤较黑，有白嫩肌肤的子女较少；若一方白、一方黑，在胚胎时"平均"后便给子女一个不白不黑的"中性"肤色。

（2）下颚。这是不容"商量"的显性遗传，"像"得让你无可奈何。比如父母任何一方有突出的大下巴，子女们常毫无例外地长着酷似的下巴，"像"得有些离奇。

（3）双眼皮。这也属"绝对"性遗传。有趣的是，父亲的双眼皮，几乎百分之百的留给子女们。甚至一些儿童出生时是单眼皮，成人后又"补"上像他父亲那样的双眼皮。另外，大眼睛、大耳垂、高鼻梁、长睫毛，都是五官遗传时从父母那里最能得到的特征性遗传。

2. 有半数以上概率的遗传

（1）身高。只有30%的主动权握在你的手里，因为决定身高的因素35%来自父亲，35%来自母亲。

（2）肥胖。父母肥胖，使子女们有53%的概率会成为肥胖者，若一方肥胖，概率便下降到40%。这说明，胖与不胖，大约有一半可以由人为因素决定，我们完全可以通过合理饮食、充分运动使自己体态匀称。

（3）秃头。造物主似乎偏袒女性，让秃头只传给男子。比如，父亲有秃头，儿子有50%的概率，就连母亲的父亲，也会将自己的秃头以25%的概率留给外孙们。

（4）青春痘。这个让少男少女耿耿于怀的皮肤病，居然也与遗传有关。因为父母双方若长过青春痘，子女们长青春痘的概率将比无家族史者高出20倍。这种遗传史对只要青春不要"痘"的男女们，自然很有防治价值。

3. 虽有遗传，概率不高

少白头属于概率较低的隐性遗传，因此不必过分担心父母的少白头，会在自己头顶上如法炮制。

4. 先天遗传，后天可塑

（1）声音。通常男孩的声音大小、高低像父亲，女孩像母亲。但是，这种由父母生理解剖结构的遗传所影响的音质如果不美，多数可以通过后天的发音训练而改变。这使某些声音条件并不优越的人，可以通过科学、刻苦的练习而圆一个甜美嗓音的梦。

（2）萝卜腿。酷似父母的那双脂肪堆积的腿，完全可以通过充分的健美运动而塑造成修长健壮的腿。倒是双腿若因遗传而显得过长或太短时，就无法再塑，只有顺其自然了。

在构成人体的庞大物质群体中，遗传是那样的神秘，吸引着人类探索的欲望。经过众多科学家的探索研究，19世纪末，终于找到了遗传的

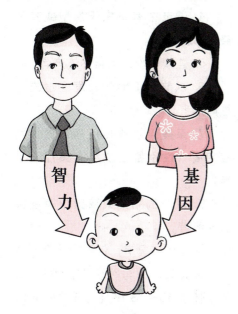

神秘主角——染色体。染色体存在于人体细胞的细胞核内，平时隐而不现，即使在放大数10万倍的电子显微镜下也难以看见。当细胞进行有丝分裂的时候，通过某种特定的染色法，才能使它们着色从而观察得到，由此医学上把它们命名为"染色体"。人类染色体形态、数目、大小恒定，而且其形象和它的遗传前代几乎完全相同，假如稍有差错，遗传在某些方面就产生了变异。正因为如此，才有了子女像父母的遗传现象。

遗传病有哪些临床表现

通常有一些遗传病经常表现出一些具有特异性的综合特征，了解这些综合特征可根据症状和体征作出初步的判断，有利于及早发现及治疗。下列常见表现可作为遗传病初步诊断的参考：

1. 身体发育迟缓，体重低于年龄增长或明显低于同年龄一般正常标准，智能发育、精神、行为障碍显示异常，如哭声似猫叫等。

2. 头部为小头、巨头、舟状头、小颌、枕骨扁平、满月脸；眼距宽、落日眼、内眦赘皮、无虹膜、蓝色巩膜、斜视、眼球震颤、角膜混浊、白内障、小眼球、无眼球、小眼裂、眼裂外斜、上睑下垂、色觉异常、近视；耳低位、小耳、巨耳、耳聋、耳壳畸形；鼻梁塌陷、鼻根宽大；唇裂、腭裂、巨舌、舌外伸、齿畸形等。

3. 颈部为宽颈、蹼颈、短颈、发际低位等。

4. 躯干为鸡胸、盾状胸、脊柱裂、乳间距宽、乳房发育异常等。

5. 四肢为小肢、短肢、多指（趾）、并指（趾）、短指、蜘蛛指

（趾）、拇指（趾）与第2指（趾）间距大、摇椅状足、肘外翻、髋脱臼等。

6. 皮肤皮纹改变、皮肤角化过度、鱼鳞状皮肤、无汗、肤色异常（色素过多或减少）、多毛等。

7. 外生殖器及肛门发育不良，如隐睾、外生殖器发育不全、尿道下裂、小阴茎、阴蒂肥大、大小阴唇过大或过小、肛门闭锁等。

哪些情况可能发生遗传病

遗传与胎儿的健康有着密切的关系，它是胎儿健康成长的基础。父母如患有遗传病，就有可能造成流产、死胎、畸形、智力障碍等不良后果。遗传性疾病的预防需从确定配偶前做起，通过婚前咨询、婚前检查来避免，如已结婚，则不应生育。已婚育龄夫妇如有下列情况之一者，应考虑遗传病发生的可能：

1. 超过35岁，特别是超过40岁者。因高龄孕妇生产先天愚型婴儿的机会大增。

2. 以前生产过染色体异常婴儿者。

3. 双亲中任何一方有染色体异常者。

4. 近亲中有患先天愚型或其他染色体异常者。

5. 连续3次以上自然流产者。

6. 以前诞下的婴儿发生过先天性畸形者。

7. 某些伴性遗传疾病需做性别鉴定者（性别鉴定须经有关部门批准）。

8. 以前的胎儿或双亲中有神经管缺陷者。

在上述情况下，仍渴望孕育健康胎儿的夫妇，应与医生作详细探讨，并于怀孕15~18周（约4个月）时施行羊膜穿刺术，确定胎儿会不会发生遗传疾病。一旦查出胎儿有先天性遗传病，出生后无法存活或矫治者，应立即施行人工流产，中止妊娠。

遗传性疾病有什么特点

目前被人类发现的遗传病已经有3000多种，通过对遗传病的分析，科学家总结出遗传病的几个主要特点：

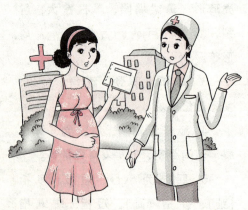

1. 遗传性

遗传性疾病一般以"垂直方式"出现。父母传给子女，子女再传给他们的子女，一代一代传递。患者携带的致病基因会通过后代的繁衍而继续遗传下去，而无血缘关系的家庭成员（如夫妻）之间，则互相没有影响。

2. 家族性

患病者的亲属特别是直系亲属中很多患有同样的疾病。像19世纪英国维多利亚女王家族就是一个著名的血友病家族。

3. 先天性

往往在孩子出生前就带有先天性畸形或遗传性疾病。先天愚型、蹼状指（趾）、隐睾等。但也有一些孩子在出生时并不一定能看出有先天性疾患的表现，如苯丙酮尿症、半乳糖血症等，只有当婴儿的代谢产物累积到一定的量，导致某些器官受损后，才表现出相应的症状。有些遗传病如肝豆状核性变往往在青少年时期才出现临床症状。有些遗传病则发病更晚一些，如遗传性舞蹈病一般要到30～45岁时才发病。这些病从发病时间看不出具有先天性，而像是后天性的，但实际上都属于遗传病。

4. 终生性

大多数的遗传病都很难治愈。也有一些是可以治愈的，如蹼状指（趾）可手术矫形，但这类疾病虽然通过手术矫形，但其体内的致病基因却是终生不变的，即使与正常人结婚，其后代仍有50%的概率发病。

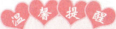

由于医学的发展，传染病、感染性疾病和流行病在人群中的发病率逐渐降低，而遗传病的发病率则在逐渐升高。据我国卫生部统计，仅出生缺陷监测机构1986年10月至1987年9月底调查的945所医院资料，全国出生缺陷总的发生率为1.307%，男性为1.31%，女性为1.25%。遗传病已经是威胁人类健康的一类重要疾病，不再是罕见之症，要引起人们足够的重视。

5. 发病率高

患者的后代很有可能患病，比如常染色体显性遗传性疾病，如果父母一方是患者，一方正常，其子女患病风险已为50%。近亲结婚者患病比例更高。而同卵双生比异卵双生同一种病的患病率（发病一致率）大得多。

近视会遗传吗

很多近视的父母往往会担心：我的近视会遗传给孩子吗？目前，许多研究发现，近视确实跟遗传有关，但是否发病受环境因素的影响很大。也就是说，近视既决定于父母的遗传性状又受环境因素的影响。

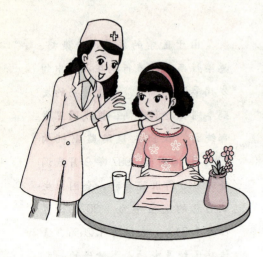

近视一般分为普通近视和高度近视两种类型。普通近视一般在 600 度以下，可以从儿童时期发病，到 25 岁以后就很少发展，通过配戴眼镜可以将视力纠正到正常。一般认为，普通近视是不会遗传的，它的发生通常被认为是儿童不注意用眼卫生等因素引起的。与此相反，调查发现，有高度近视家族史的人近视发病率较没有近视家族史的人高，同时高度近视与环境因素也有关。高度近视多在 600 度以上，即使戴眼镜也很难纠正到正常。一般而言，越严重的近视，越可能是父母的遗传。高度近视是一种常染色体隐性遗传病。若父母都是高度近视，其子女发病率为 100%，如父母一人高度近视，一人为致病基因携带者，子女的发病率为 50%；如果父母均不是患者而只是基因携带者，则子女发病率为 25%；若父母一人高度近视，另一人正常，则子女不会患病，但可能为基因携带者。明白了这一点，您应该理解为什么一些只有两三岁的孩子也戴着厚厚的眼镜了吧。

就像刚才所说的，高度近视是有遗传性，但同时也与环境有关，后天的环境可能加重近视的程度。如果您正好是一位近视者，请注意孩子日后的用眼卫生，避免引起或加重近视。

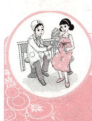

第三章 怀上最棒的一胎

准备孕育的夫妻所需要的蛋白质、脂肪、糖类（碳水化合物）、维生素与矿物质，要比非怀孕的夫妻多，适宜在专业人员指导下，掌握好所需营养的量。不同食物中所含的营养成分不同，含量也不等。应当吃得杂一些，不偏食，不忌嘴，什么都吃，养成良好的膳食习惯。

孕前 10～7 个月的准备

1. 调整生活方式

准爸爸、孕妈咪首先要戒烟、禁酒。酒精对男性生殖系统有毒害作用，使精子不正常；喜欢喝咖啡的孕妈咪，也要把量限制在一天一杯之内，至于可乐等饮料最好让它从食谱中彻底消失，取而代之的是新鲜果汁或蔬菜汁；此外，准爸爸最好还是不要留胡须，哪怕嘴唇上下的胡须都不要放过，因为胡须会吸附空气中的灰尘和污染物，通过呼吸进入体内，影响"生产精子"的内环境，也可能在与妻子接吻时，各种病原微生物轻而易举地传染给妻子。

2. 全面体检

孕前做体检，评估一下自身的健康状况，是维护女性生殖健康、培育健康宝宝的最基本要求，可以去医院"计划生育科"或是妇科，请医生指导做相应的检查。如发现疾病，应尽快医治，以免服用的药物对日后怀孕产生不良影响。

3. 测体温、验精液

基础体温是女性清晨起床尚未活动时的体温，从月经到排卵前的这段时间，体温比较低。当开始排卵的时候，体温急剧升高，白带增多，表明是受孕的好时机。连续几个月的记录，可以检测出排卵的稳定程度。另外，让丈夫也去医院，在医生的帮助下，采集精液样本，分析精子的数量、移动性和活力，判断是否有足够的、高质量的精子。

4. 与宠物谨慎相处

带宠物去动物医院做个体检，并检测一下弓形虫病抗体，如呈阳性，依旧可以把它留在家里。只是需要注意，从此以后将每月至少带宠物检查一次，以确保百分百地安全。

5. 远离不安全环境

如果工作中经常接触化学物质、超强电磁波等，在准备受孕期间，要特别小心。尤其是孕妈咪在生活中应尽量少接触染发剂；一天超过8小时以上的计算机操作显然也是不健康的；夏季在办公室应每隔3小时离开一下空调环境，去户外呼吸新鲜空气。

温馨提醒

准备要孩子，你们就要为孕育孩子作出贡献，这多少都会牵扯人的精力，尤其是女性，对孕育孩子的付出要比男性多得多。有的女性为了孩子甚至放弃了自己喜欢的事业，成为专职的家庭主妇，以至她们在事业中成为失败者。所以在计划孕育之前一定要考虑清楚，从实际出发，争取做到事业、孕育双丰收。

孕前6~4个月的准备

1. 计算排卵日

为了提高受孕率，要算好排卵日。也就是月经来潮当日加上15天，如果平时月经周期不够准确，也可以按照预计下次月经来潮之日向前推14天的方法计算。

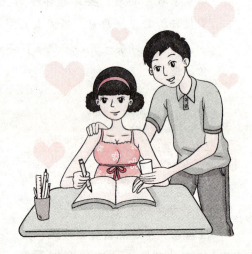

2. 选择受孕时机

专家们普遍认为8月份受孕、5月份分娩比较科学。初秋时节，天气比较凉爽，各种富含维生素的新鲜瓜果、蔬菜，以及充足的肉、鱼、蛋、奶制品，为女性及时摄取并储备多种营养创造了有利条件。等到寒冬时节，孕妈咪已经平安地度过了胎儿最易感染病毒的敏感期。临产时，正是凉热适宜的春末夏初，避免了宝宝出生后因为天气炎热而生痱子，也有利于新妈妈的饮食调理和身体恢复。

3. 与牙医"约会"

牙齿对怀孕有着特别重要的影响，尤其是牙齿原来就有龋齿等问题的时候，就应该及时修补。因为整个孕期，孕妈咪都是不宜"拜访"牙医的，X线的检查、麻醉药和止痛药等都会对胎儿不利。所以，应在孕前做个口腔保健，洗一次牙，确保牙齿健康，以免后患。

4. 开始有规律的运动

在进行至少1个月以上有规律的运动后再怀孕，可促进女性体内激素的合理调配；确保受孕时，女性体内激素的平衡与受精卵的顺利着床，并促进胎儿的发育，避免怀孕早期发生流产；还能明显地减轻分娩时的难度和痛苦。晨跑、瑜伽、游泳等运动形式都是不错的选择，即便是每天慢跑和散步也有利于改善体质。运动可以不要求强度，但要坚持。

5. 养成好的膳食习惯

不同的食物中所含的营养成分不同，含量也不等，尽量吃得杂一些，不要偏食，养成好的膳食习惯，能确保今后自己和宝宝都健康。不妨在食物中首选一些含有优质蛋白质的豆类、蛋类、瘦肉、鱼等；其次是含碘食物，如紫菜、海蜇；含锌、铜的食物，如鸡肉、牛肉、羊肉，以及有助于补铁的食物，如芝麻、猪肝、芹菜

等，也应在饮食中增加获取；此外，足量的维生素也是不可忽略的，如新鲜的瓜果和蔬菜就是天然维生素的来源，特别是能降低无脑儿、脊柱裂等神经管畸形的叶酸，专家们普遍建议，孕妈咪要提前补充。如果体重超常（偏瘦或偏胖），那么同样会使怀孕的机会大大降低。所以，体重问题也需要从这个阶段开始有计划地进行饮食调整。

6. 改变避孕方式

虽然新型的短效避孕药对女性和意外妊娠胎儿的损害已大大降低，甚至有些避孕药还称停药后马上就能按计划妊娠。但如果有提前生育的意向，医生还是会建议提前6个月左右停止使用避孕药，而改用避孕套等物理避孕方式或自然避孕法等。

孕前3~1个月的准备

1. 调整性生活频率

在计划怀孕的阶段里，要适当减少性生活频率。准爸爸应通过增加健身的次数，以保证精子的数量和质量。

2. 接受TORCH筛选

这是一项针对至少5种可能严重危害胎儿发育的宫内感染病病原体而进行的筛选。主要是检测孕妈咪体内风疹病毒、巨细胞病毒、弓形虫、单

纯疱疹病毒等的抗体水平。根据检测结果来估算胎儿可能发生宫内感染乃至畸形、发育异常的风险，最大限度地保障生育一个健康的宝宝。

孕前 3 个月开始储备营养

优生学研究表明，孩子出生后的体质和智力的好与坏，很大程度上取决于胎儿时期所得到的营养是否充足、均衡。因此，孕期营养极为重要，但要保证孕期营养，还需从准备怀孕的前 3 个月就开始积极储备。

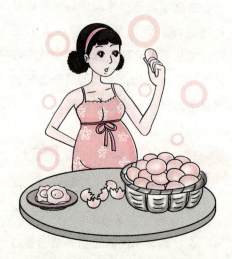

要保证产生优良的精子和卵子，饮食上注意多吃瘦肉、蛋类、鱼虾、动物肝脏、豆类及豆制品、海产品、新鲜蔬菜和时令水果等。

注意主副食搭配合理，并要多样化。饮食上不偏食、不素食、不依赖滋补品进补。少吃加工的食物，多吃五谷杂粮，越新鲜、越原汁原味的食物，人体吸收的营养越多。

丈夫注意多吃花生、芝麻、鳝鱼、泥鳅、鸽子、牡蛎、韭菜等富含促进生育的锌元素的食物，并多吃猪肝、瘦肉等富含氨基酸的食物。这些食物可补精壮阳，有助于形成优良精子。

为减少早孕反应对身体摄取营养造成的损失，孕前注意摄取在身体储存量较低的一些营养素，如富含叶酸、锌、铁、钙的食物，为早期胚胎正常发育打下充足的物质基础。

为避免怀孕后容易发生便秘、胀气甚至痔疮，孕前可多吃一些富含纤维素的食物，如全麦面包、糙米、果仁、韭菜、芹菜、无花果等。

温馨提醒

计划怀孕的夫妇所需要的蛋白质、脂肪、碳水化合物、维生素与矿物质等，要比不准备怀孕的夫妇多，但并不是没有限量。不同身体状况的夫妇应该根据自己身体的实际情况，有针对性地补充身体所需要的营养素。

微量元素与受精关系密切

人的生殖系统的发育和生育活

动，不仅需要大量的蛋白质、糖类、脂肪、维生素、水、钠、钾等元素，其他的一些微量元素，如铁、铜、锌、镁、锰、硒等微量元素也与之有密切的关系。

有些元素对于生育活动来说，有着极为重要的作用，尤其是锌。锌与男子生育的关系最为密切，至少和人体内的 70 多种酶有关，其中 DNA 聚合酶、RNA 聚合酶、胸腺嘧啶核苷激酶是遗传和生育中最为重要的物质。缺锌可以使前列腺的酶系统异常，影响精液的液化和精子的正常运动，减弱精子游动或穿透卵子的能力。锌缺乏还可影响脑垂体分泌促性腺激素减少，精子生成发生障碍。由此可见，锌缺乏严重可以造成不育，补锌可使性腺功能恢复，缺锌引起的不育，常用硫酸锌治疗，可获得较好的效果。

其他的微量元素，如镁、铜、锰等，也与生育有着极为重要的作用，但这里不再一一讲述，计划孕育或已经开始妊娠的夫妻如果缺乏微量元素，应该在医生的指导下，合理地补充各种微量元素。

暂时离开有害的工作环境

从事对胎儿有害职业的夫妻，尤其是女性，一定要在怀孕前 6 个月暂时离开工作岗位。职业性或环境中的有毒物质会损伤精子或卵子，使其中的染色体发生畸变。

凡是从事毒理实验室的研究人员、医院的麻醉师、手术室的护士以及接触铅、汞、苯、镉、锰、砷、有机溶剂、高分子化合物的夫妻，或患有射线病、慢性职业中毒及近期内有过急性中毒等女性，最好在怀孕前离开工作岗位。

目前有些对精子或卵子有害的职业因素还未完全明了。因此，曾有过两次不明原因自然流产的女性，准备怀孕时，最好于孕前 3 个月离开工作岗位。

从事喷洒农药除草剂工作人员或远航归来的海员，由于睾丸中的精子受损，至少在 70 天内避免让妻子怀孕。因为受损精子大约 70 天才能从体内排除干净。

肥胖者孕前营养建议

1. 合理安排饮食

在膳食营养素平衡的基础上减少每日摄入的总热量，原则是低热量、低脂肪，适宜优质蛋白（如鱼、鸡蛋、豆制品、鸡肉、牛奶等）。糖类、蛋白质和脂肪所提供热能的比例分别为 60%～65%，15%～20%，25%，应减少脂肪（如肥肉、内脏、蛋黄、坚果、植物油等）的摄入。

4. 不要用药物减肥

目的不是为了美容，只是为了减少因肥胖而导致疾病的危险性。近期打算怀孕的女性不要用药物减肥。

温馨提醒

现代科学证明，夫妇经常进行锻炼，保持身体健康，有利于为他们的下一代提供较好的遗传素质，特别是对加强下一代的心肺功能、减少单纯性肥胖等遗传因素产生明显的影响。女性通过体育锻炼增强体质，有利于怀孕时心肺功能和体力的大量需求，可保证胎儿的血氧供应，使胎儿健康发育；可以减少流产的发生，保证正常分娩的顺利进行及产后产妇的身体恢复。

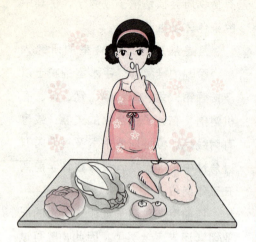

2. 运动和锻炼

以中度或低强度运动为宜，因为机体氧耗增加，运动后数小时氧耗量仍比较大，而且这些运动容易坚持，如快步走、慢跑、打羽毛球、打乒乓球、跳舞、游泳等。活动30分钟即可耗能420千焦～840千焦（100千卡～200千卡）。因此，运动要量力而行，有心血管病、高血压病时要注意安全，选择活动方式一般从小运动量开始，每日30分钟，适应后可增加到30～60分钟。

3. 健康饮食行为

每餐不宜过饱，七八分饱即可，不暴饮暴食，细嚼慢咽，延长进食时间，可挑选低脂食品，用小餐具进食，以增加满足感。还按进食计划把每餐食品计划好，可少量多餐完成每日饮食计划，可减少饥饿感，妊娠后不主张减肥。

体重过轻女性孕前如何饮食

纠正厌食、挑食、偏食习惯，减少零食；检查潜在疾病造成的营养不良，如血液病、心血管病、肾脏病、糖尿病、结核等；检查有无营养不良性疾病，如贫血、缺钙、缺碘、维生素缺乏等，如有则需治疗相关疾病，如无明显缺乏，孕前3个月补充多种维生素、矿物质和叶酸；按介绍的膳食金字塔指导进食，增加碳水化合物、优质蛋白、新鲜蔬菜、水果等，脂肪按需要量摄入、不宜过多；禁烟酒及成瘾药物；最好 BMI 达到理想标准后再怀孕。

高龄女性生育应注意哪些问题

随着年龄的增长，女性的生育能力不断下降，而且下降的速度比男性更快。高龄生育要注意很多问题：

1. 卵子老化

女性的原始生殖细胞在胎儿期就已经形成，如果分娩时间过晚，卵子受环境和污染的影响较多，并且卵巢功能也开始减退，还容易发生卵子染色体不分离，最终导致畸胎的发生率增高，其后果就是出现畸形及智力低下的胎儿。实际上，这就是高龄产妇要面对的最大危险。根据相关资料统计，先天愚型儿的发生率，随孕妈咪年龄的增加而成倍增加，如 25～29 岁的时候大约是 1.1‰，30～35 岁就会增加到 2.6‰，36～40 岁将上升到 5.6‰，45 岁以上甚至可以达到 54‰。其他一些先天性疾病，如先天性心血管畸形、唇裂等，发病率也明显增加。

2. 难产

女性生育的最佳年龄是 24～28 岁，35 岁以上的初产妇在医学上被称为高龄初产妇。年龄过大，产道和会阴、骨盆的关节变硬，不易扩张，子宫的收缩力和阴道的伸张力也较差，这会导致分娩时间延长，容易发生难产。高龄孕妈咪还容易引起妊娠高血压综合征和妊娠期糖尿病等并发症，同时在妊娠的过程中，流产、宫外孕、葡萄胎等意外情况的发生率都会大大增加。

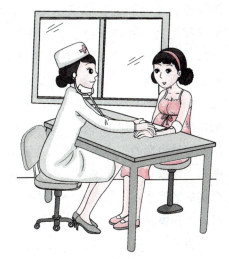

3. 思想压力

由于年龄偏大，妊娠风险相对高一些，导致一些高龄孕妈咪在孕期就担心胎儿是否健康正常；顺利分娩后又为如何教育他，精力和体力是不是跟得上而发愁；年龄的较大差距，在孩子的成长过程中是否会增加亲子沟通的难度？这都是很多高龄孕妈咪会考虑的问题。

在最佳生育年龄受孕

究竟什么时候为最佳生育年龄呢？从优生优育的角度来讲，女性最好在23～28岁之间，男性最好在25～32岁之间。因为在这个年龄阶段女性的身体已发育成熟，且此时最为健壮，卵巢功能最活跃，排出的卵子质量最高，这时受孕，将会获得最佳胚胎。同时也要考虑自己的工作、学习和经济状况是否允许怀孕和生育。有统计证实，大于35岁后，女性的卵巢功能开始衰退，卵子出现"老化"现象，出生畸形儿、痴呆儿的发病率明显增高。对于最佳生育年龄阶段的男性，身体、心理及智慧也都趋于完善，精子活跃率最高，性欲也比较旺盛，且有了比较稳定的经济收入，能够充分担负起抚育后代的重任。

当然，如果由于某种原因（如疾病或其他特殊原因），年龄较大才怀孕也不必过分紧张，但要做好产前检查，以便发现可能出现的畸形胎儿，及时处理。这类产妇也是围产期的"监视"对象，要重视孕期保健和定期做产前检查，并在分娩时给予特别关照，以保证母子安全。

选择最佳受孕季节

妇女怀孕应该考虑一下季节因素。一般而言，早孕期和分娩期最好选择在春季和秋季，尤其孕晚期尽量避开酷暑严冬。

从医学角度看，认为女性怀孕的最佳月份是7～9月。其原因是，从优生的观点来看，胎儿在母体内，第三个月时大脑皮层开始形成。若女性7～9月受孕，正值秋高气爽，睡眠不受暑热、寒冬的影响，食欲也好。过三个月后，正值秋末冬初，又是水果问世的黄金季节。这些优良自然环境条件，对于孕妈咪营养与胎儿大脑发育十分有利。

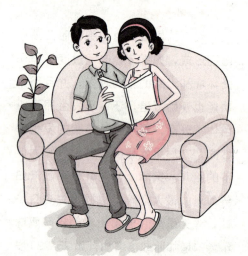

孕妈咪到了临产，正是春末夏初，天气温和而不热，蔬菜、鱼、肉、蛋等副食品有充裕供应，饮食花样便于调剂，有利于产妇顺利度过产褥期，使身体尽快康复。同时，产妇乳汁营养丰富，也有利于胎儿的成长。还有一个重要原因，是人们在这个季节里，衣着单薄，便于母乳哺育，婴儿洗澡也方便，不易受凉。还可以把婴儿抱到户外晒晒太阳，呼吸新鲜空气，能大大增强抗病能力。等到婴儿渐渐长大,也进入冬季,可避过肠道传染病的流行高峰。

到了一年断奶,已是春暖花开,孩子在父母扶持下,多到户外活动,对孩子身体健康和智力发展,都十分有利。

提高性生活质量,完美受孕

良好的心理因素与和谐的性生活紧密结合,是达到优生的重要因素。优生的性生活应做好下列心理准备:

做爱时,夫妻双方的注意力要集中,完全排除其他无关意念、事情的干扰。

夫妻双方都有做爱的要求,并为此感到轻松愉快,而不仅仅是单方需要,或者视为负担和痛苦。

夫妻双方都有正常的性欲望和性冲动,而不仅仅是一方。

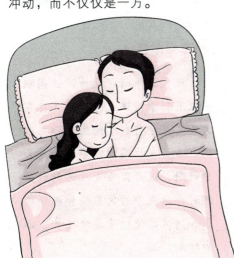

夫妻双方要在高度的兴奋、愉悦、舒坦、满足中完成性行为,而不是索然无味。

性交过程中,夫妻双方激动、兴奋、欢快的情绪应趋浓烈,并互相影响、感染、激励。如果一方的一言一行,甚至呼吸、表情、姿势、语调等方面显出勉强、不自然或者为难的表示,就会削弱对方欢愉的情绪。

并非每次性生活夫妻双方都要具备这些特点,有时因偶然因素,使性生活不尽如人意,缺乏正常性快感,只要体谅对方,即可在下次性生活中得到补偿。

温馨提醒

在日常生活中要努力创造良好的生活环境,尤其是在夫妻同房时,一定要注意创造温馨、浪漫的气氛,这样会使性生活变得更加浪漫,给人无限的遐想和回味,同时也为高质量受孕提供优越条件。

根据夫妻性生活的心理特点,为保持性生活的和谐,提高满意度,避免心理性的性功能障碍,夫妻双方同房时应创造良好的环境,排除一切情绪干扰,全身心地投入做爱之中,并同步进入性兴奋、性高潮期,和谐地度过消退期,正确对待和妥善处理性生活中可能出现的种种问题。只有这样,才能使夫妻性生活保持最佳心理状态,获得极大的精神愉悦。

🔊 注意人体生物节律

据国内外一些科学家的研究表明,人的情绪、智力和体力在每个月都有高潮和低潮。在高潮期,人表现得情绪盎然、谈笑风生、体力充沛。若夫妇双方都处在高潮期怀孕,能孕育出特别健康聪明的宝宝。这种具有一定规律的现象,被称作人体生物节律或人体生物钟。

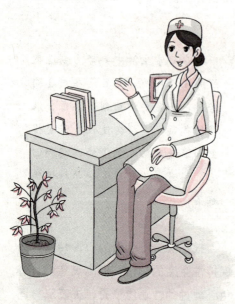

据观察,制约人体情绪的生物钟周期是28天;制约人的体力的生物钟周期是23天;制约人体智力的生物钟周期是33天。人的这三种生物钟,又是互相影响、密切关联的。当人的三种生物钟都处在周期线上,这时人就会情绪高昂、体力充沛、智力很高,呈现出最理想的状态。

利用人体生物节律推算夫妇受孕日,应先计划好在某年的某个月份受孕,然后算出女方在这个月的排卵日,即月经来潮当日加15天,即为排卵日,当然月经周期要准确,一般以28～30天计算。如果月经不像这里说的这样准确,则按预计下次月经来潮日向前推14天即是排卵日,再计算排卵日时夫妇双方的人体生物节律运行值分别处于哪一期。倘若夫妻双方的智力钟同步都运行在高潮期,孩子智力优秀;若夫妻有一条体力曲线处在高潮期,则又好了一些;若再有一条情绪曲线在高潮期,则更好。一般来讲,夫妻六条曲线有四条运行在高潮期,其中智力、体力钟同步或基本同步,就可孕育出先天智商高体质又好的胎儿。

温馨提醒

现代医学研究认为,性高潮不仅有利于促进生育,而且其重大意义在于有利于优生。研究表明,女性在性高潮时孕育的孩子更聪明。这是因为女性达到性高潮时,血液中的氨基酸和糖分能渗入阴道,使精子寿命延长、活力增加。

最容易怀孕的时间

掌握月经周期中容易受孕的阶段对女性而言，无论是希望受孕或者要求避孕，都是非常有用的。在每个月经周期中，可能怀孕的时间仅5天左右。女性生殖细胞卵子在输卵管里的寿命仅12～36小时。即使精子处在良好的宫颈黏液环境中能存活3～5天，受孕通常也只能发生在性交后的24小时里。

大多数正常的育龄女性，其月经周期都有一定规则，一般为28天左右。排卵往往发生在女性每次月经来潮前14天左右。月经不规则多见于青春期、中年以后及分娩之后的一个阶段中，也见于情绪紧张、旅行、疾病和营养不良的时候。女性排卵期除了在时间上有一定的规律外，在生理上还有一些特殊变化。如果您能记录下月经周期中出现的这些现象，经过一段时间，您就能观察到自己排卵期的规律，可在最大程度上掌握最佳的受孕时机。也就是说，您可以选择在排卵的阶段性交增加受孕的概率。

很多症状和体征能反映出女性体内的排卵现象。这些症状和体征主要有：月经周期的长短，宫颈黏液的变化，宫颈本身的改变，基础体温的上升以及身体其他部位物理性状的变化等。

1. 月经周期的长度

我们已经知道，女性的月经周期一般为28天，但并不完全相同，多数在21～35天，一般情况下，排卵发生在下次月经来潮前14天左右。由此，您就可以推算出自己的最易受孕期。

2. 宫颈黏液的变化

在排卵前两天，卵巢分泌的雌激素不断增加。雌激素促进宫颈分泌出潮湿、滑润、富有弹性、清亮或白色的黏液，犹如生蛋清状。这些黏液会经阴道流出，只要留意，您就很容易学会观察和体验。这类黏液的分泌可以过滤异常精子，为健康的精子提供营养和通道，引导精子经过宫颈、子宫而进入输卵管。所以，这类黏液也称为"易受孕型黏液"。虽然不同的月经周期易受孕型黏液出现的时间不尽相同，但如果保持记录，您就会发现和了解自己易受孕型黏液的基本特征和出现的规律。

易受孕型黏液的出现，标志着当时您正处于易受孕期。如果您要求避孕，那么在这个阶段就要禁止性生活；如需同房，则一定要采取有效的避孕措施。如果您希望怀孕，那么最易受孕。同房将可获最高的怀孕率。

在排卵两天之后，宫颈逐渐分泌出很稠的黏液，并形成黏液栓，不利于精子进入子宫，此时仅有少许、甚至没有黏液从阴道排出。阴道入口处也呈干燥状或仅有少许的黏稠感。如想怀孕，就须等待下次排卵前再出现易受孕型黏液之时。在排卵后的这个阶段，宫颈是关闭的，阴道内的环境呈酸性，不利于精子存活。若阴道口连续干燥三天后，您就能确信排卵已经发生，卵子已经死亡。以上所介绍的，是一些有关宫颈黏液与易受孕期的简单知识。当然，不能仅用上述这些知识来作为主要的避孕措施。这里面尚有很多细节、观察方法和使用规律。如果您有兴趣，可以阅读有关自然避孕法的专门著作。

他部位也可能出现一些变化。其表现主要有如下几种：

（1）腹部一侧触痛、刺痛或剧痛。这种下腹刺痛或剧痛也称为"月经间痛"，常发生在接近排卵时。

（2）少量出血或宫颈黏液呈粉红色、咖啡色。

（3）排卵后出现一些经前综合症状，如：头痛、背痛、全身疼痛、烦躁、乳房不适、下腹肿胀、体重增加、皮肤不适等。

服用避孕药的女性如何怀孕

当今社会竞争激烈，许多年轻夫妇都选择婚后暂时不要孩子，等事业有成，经济稳定后，才考虑生育之事。这是值得提倡和鼓励的。但有些人却又因此而产生了疑问：避免生育当然就得采用避孕措施，现在的人们大多采用口服避孕药的方法避孕，很多人担心今后会在怀孕时怀上畸形胎儿，因而忧心忡忡，甚至有些人要求人工流产。避孕药的致畸效应确实存在，但是也不必过于担心，研究表明，避孕药的致畸效应与停药后受孕的时间间隔密切相关，只要在停药后掌握好怀孕时机，胎儿的安全和健康就有保障。

国内外的医学工作者对避孕药的致畸效应进行了大量、细致的研究。

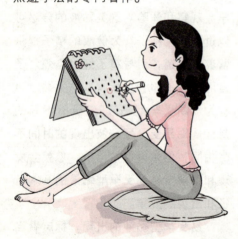

3. 宫颈的改变

女性在月经中期，宫颈上升约2.5厘米，并且变软，宫颈口微微张开。这与宫颈黏液的变化是一致的，也是女性身体提供的另一排卵信息。

4. 身体其他部位的变化

在月经周期中，因血液中雌激素、孕激素含量的波动，女性身体其

研究资料显示：在妊娠前6个月内曾服用避孕药的女性，其自然流产胎儿染色体畸变率有增高趋势；妊娠时误服避孕药以及停药后1个月内妊娠的婴儿，其先天畸形发生率有增加的趋势；大剂量避孕药对人体细胞DNA有损伤作用，但停药后可以修复。

药物避孕刚停药后不宜受孕。停药后1～3个月，机体即可恢复排卵，但此时不宜妊娠。避孕药有抑制排卵和干扰子宫内膜生长发育的作用，怀孕后产生质量不高或畸形胎儿的可能性也增高，最好在怀孕前3个月就停用。一般三次正常的经期后，身体基本恢复正常周期。这时尝试怀孕，受孕成功率和质量会有保证。在这期间可以用避孕套、子宫帽或体外射精等避孕措施防止怀孕。若在恢复正常周期前怀孕，胎儿的质量将难以保证，预产期的计算也较为困难。万一在此期间怀孕，应主动到医院就诊，向妇产科医生说明详情，咨询意见，必要的情况下可以进行染色体、羊水的检测及超声波检查，正确处理此次妊娠。

人工流产、剖宫产后如何怀孕

人工流产、早产的女性应在至少3个月后才可以再次怀孕。因为人工流产或早产后子宫的恢复最少需要3个月，而有些器官的完全恢复时间还要更长一些，因此在1年后怀孕最好。

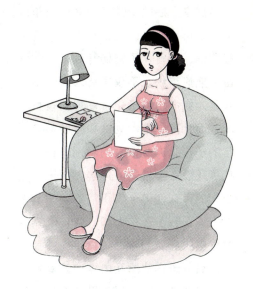

无论人流或早产，都已经进入了一个妊娠的过程，只要一开始妊娠，身体各器官都会为适应怀孕而发生一系列相应的变化，如子宫逐渐增大变薄；子宫峡部逐渐伸展拉长变薄扩张成为子宫的一部分；卵巢增大，停止排卵；乳房增大，腺管发育；心肺负担和功能增强，心排出量增加，血压变化，循环血容量增加；内分泌系统发生变化等。这一系列变化的完全恢复，机体需要长时间的调整。妊娠是一个需要多方面、多系统协调和配合的复杂精密的生理过程，无论哪一方面准备得不充分，都会影响妊娠的过程及质量。在机体，尤其卵巢功能、子宫内膜、激素和内分泌没有调整好时发生的妊娠，卵子质量、受精卵着床和胚胎的发育都不可能得到很好的保证。

剖宫产后的女性至少需要两年以上才能再怀孕。因为剖宫产给子宫造成创伤、损害，子宫切开后，子宫壁留下疤痕组织。不仅子宫内膜的功能恢复，疤痕组织机化修复需要较长时间，而且其弹性、韧性和厚度都与正常的子宫肌肉有很大的差别。在子宫疤痕还没完全修复时怀孕，由于上述差别的存在使得子宫正常的收缩节律性失调，在子宫扩大和（或）收缩的过程中肌纤维容易发生断裂。同时，手术后的子宫功能及内膜的修复如不彻底就怀孕，将不能为受精卵的着床和胎儿的发育提供良好的生长环境，如果术后过早怀孕、分娩，极容易发生不协调性宫缩、子宫破裂、胎儿死亡等一系列严重并发症及后果，可威胁母婴生命。

温馨提醒

生育后代是一件大事情，如果你不是专业人士，那么有很多事情是你所不知道的。例如，并不是什么情况都可以怀孕的。计划怀孕之前应该做好孕前咨询，了解清楚自己是否可以怀孕，哪些情况不宜妊娠，以利于优生和提高后代质量。

X线照射后及长期服药的女性如何怀孕

有放射性的光线能导致胎儿畸形、致癌和使遗传物质发生突变的作用。X线照射后的女性要怀孕应在照射过后至少4周后才可以。许多人认为人们照射X线每次量很少，照射的时间又很短，所以不加注意。其实，医学早已证实就是这微小的照射量和短暂的照射时间，却能杀伤人体的生殖细胞，使卵细胞的染色体发生畸形变化和（或）基因突变。这样的卵子和精子结合后产生的受精卵将存在基因缺陷，如进一步发育将产生畸形或先天性身体和（或）智力缺陷。因此专家指出：为了孕妈咪及后代的健康，凡接受腹部X线照射的女性在4周后再怀孕较为安全。

怀孕时应避免照射X线，无论任何原因下，如建议你照X线，你都应该说明你在怀孕期间，请他们另寻方法。若在有接受放射线照射的岗位工作，应要求在怀孕期间调离。当然，在受孕之前最好不从事接触射线的工作，确保后代不受影响。

有些药物对孕妈咪及胎儿的影响和伤害是极其大的，所以从孕妈咪自身和胎儿的角度考虑，为了安全起见，在服用药物前应咨询医生。如孕妈咪患有需要长期服用药物的疾病，计划怀孕前应询问医生，在医生指导下确定能否怀孕和适宜受孕的时间并在怀孕期间和医生密切配合。各种药物的作用时间，排泄时间及途径，以及对生殖细胞的影响及维持时间各不相同，怀孕前后的用药在医学上是复杂而危险的，需要有专业知识的医务工作者的指导。

怀孕前应改变的生活方式

唯有健康快乐的父母才能孕育出健康快乐的子女。宝宝健康与否，不仅与父母亲的医疗记录和家庭遗传疾病有密切关系，父母亲在受孕前的生活方式，也是宝宝健康与否的决定因素。一旦为人父母，你的生活将会彻底改变。利用这个机会，重新评估你们的生活形态：

1. 时间

现代人异常忙碌，许多初为人父母者，以为子女可适应他们的生活节奏，事实却不然。婴幼儿需要双亲投注精力，父母亲的个人时间必然会减少许多。

2. 支出

您的收入通常15%～25%花费在与孩子有关的衣物及各种设备上。您必须为小宝宝而牺牲掉外出吃饭以及旅行的计划。

3. 人际关系

小宝宝出生后，夫妻间亲密的关系自然而然地会受到影响。您会发现自己与父母的关系亦渐渐地在改变，同时，您会逐渐与那些没有孩子的朋友远离，开始结交一些有为人父母经验的新朋友。

4. 抽烟

首先，抽烟会造成精子数目不足；其次，抽烟可能使流产、胎死腹中、胎盘受损、新生儿体重过轻、畸形儿的概率增加；最后，妊娠女性因吸入二手烟，会影响胎儿健康。研究指出，"老烟枪"的子女都发现有较高比例的生长迟滞和学习障碍问题。

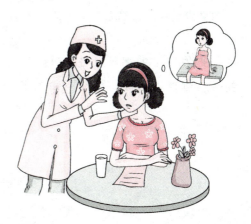

5. 酗酒

女性的酒精耐受性低于男性，酒精容易集中于滋养胎儿的血液中，造成胎儿酒精症候，增加心智障碍、生长迟滞、危及大脑神经发育症状的概率。根据研究，酒精对胎儿的影响差异极大，有些严重酗酒者竟可逃过危害，少量者反而不能。最保险的做法就是远离酒精。

6. 药物、毒品

如非必要应避免服用药物。准备受孕前，应全面停止服用避孕药，避孕药会干扰男性精子生成，需3～9个月方能使精子正常生长。海洛因及吗啡等毒品，会破坏精子及卵子的染色体，导致畸形儿的产生。

7. 饮食和运动

力求均衡饮食，减少脂肪摄取，多食用蔬果。良好的饮食习惯必须与适度的运动配合。怀孕时骨盆会逐渐扩大，韧带及软骨会变得比较迟钝，肌肉和关节的负担会加重。所以，身体愈健康就能适应得愈好。

8. 年龄

35岁以上的高龄女性，只要保持身体健康，生育危险性不会大于20岁的孕妈咪。不孕症及唐氏综合征的发生率会随双亲年纪渐长而增加，但是不要怕，只要紧密进行染色体异常的检查，您还是会正常妊娠的。

9. 停止避孕

可立即停止阻隔性的保险套避孕方法。但若服用避孕药或使用子宫内避孕器，过程就比较麻烦。避孕药应在准备受孕前一个月停止服用，并且在怀孕前至少有一次正常的月经周期。如果您是在服用避孕药期间受孕，请立即与医师咨询。某些避孕药含有高量的黄体素，会干扰胎儿前几周的发育。子宫内避孕装置，如子宫内避孕器（IUD）或乐普是通过刺激子宫内膜来影响受精卵的着床，如果怀孕后试图取出 IUD 会容易造成流产，IUD 通常留在子宫中，于胎儿出世后随着胎盘一起排出。

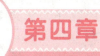

第四章 老公也要学习优生知识

提到优生，人们首先想到的是女性方面的因素，好像男性的责任可以忽略不计，几乎99%的夫妇在准备怀孕时所关心的都是孕妈咪该如何做才能达到优生的目的。其实，男性在优生过程中的作用也是绝对不能忽视的。

有健康爸爸才有健康宝宝

想要生个健康宝宝，第一步就是在怀孕前要做一个最全面的体格检查，无论是准爸爸还是孕妈咪都要参加。有的人会说"我做过婚检了，还有什么要查的呀？"其实婚检对孕育一个完全健康的宝宝是很不够的。孕前检查除了要排除有遗传病家族史之外，还要排除传染病，特别是梅毒、艾滋病等，虽然这些病的病毒对精子的影响现在还不明确，但是这些病毒可能通过爸爸传给妈妈，再传给肚子里的宝宝，使他们出现先天性的缺陷。另外，准爸爸要接受很详细的询问，比如自己的直系、旁系亲属中，有没有人出现过习惯性流产的现象，或是生过畸形儿，这些状况对于医生判断染色体出现平衡易位有很大帮助，以减少生出不正常宝宝的可能性。

多学习孕产知识

对于年轻的女性而言，孕育新的生命是一个伟大而艰辛的过程，作为未来宝宝的父亲，更应该承担起责任来，在这个过程中，和妻子一起努力，共同缔造新的生命。对于未来的准爸爸而言，你需要创造一个良好的生活环境，做好孕前大量的准备，了解孕期妻子的变化和孕育宝宝的过程，解决生活中出现的许许多多细琐的问题。那么，对于孕育，你了解多少呢？你自己究竟有什么样的责任呢？在妻子怀胎十月的日子里，你该做些什么呢？只有了解更多的孕产知识，你才能做一个更好的丈夫和父亲！

温馨提醒

当妻子怀孕后，丈夫要自觉地分担家务事，主动承担重活，让妻子有充分的睡眠和休息，并避免腹部受到意外伤害。当妻子心情不好时，丈夫要耐心开导、安慰她；夫妻应尽量不吵嘴，倘若吵嘴时，丈夫要宽宏大量，不要在鸡毛蒜皮的小事上斤斤计较，要学会谦让，千万不可冷落妻子，要让妻子觉得她的魅力和风采依然存在；丈夫应经常陪妻子散步、聊天、说笑话，以解除妻子妊娠紧张情绪，使之心情愉快。

丈夫在优生中有哪些责任

在旧社会，"生女不生男"或"久婚不育"都责怪女方，如果生了怪胎，更怪女方大逆不道。现如今，这种情况虽然不多了，但几千年遗留下来的陈腐观念和科学知识的缺乏，仍使许多丈夫对自己在优生方面的责任认识不清。

一个新生命的诞生是卵子和精子结合的结果。它的遗传物质一半来自母亲，一半来自父亲，为了生一个健康聪明的孩子，父亲要注意以下几点：

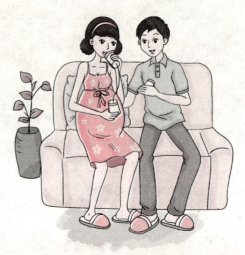

1. 不要吸烟、喝酒

烟酒中的有害成分能损害精子，使精子畸形，从而造成胎儿发育异常。有人检验了120名吸烟时间在1年以上的男子，发现每天吸烟30支以上的，畸形精子超过20%（正常人的畸形精子在5.5%～19%），吸烟时间越长，畸形精子越多。有人对5200名孕妈咪进行了分析，发现孕妈咪的丈夫每天吸烟10支以上，胎儿畸形率和死亡率大大增高。如果丈夫不禁烟，妻子的孕期保健就会成为一句空话。因为虽然妻子不吸烟，但丈夫在妻子身边吞云吐雾，烟雾中的有害物质就可以通过呼吸进入妻子体内，再通过血液输送给胎儿，从而对胎儿产生不良影响。

2. 避免接触有害物质

如工业中的"三废"、农药、除草剂、食品附加剂等。大气、水质、食品的污染，也可能损害生殖细胞。如果因工作关系必须接触这些物质，一定要做好防护，如戴口罩、手套等。

3. 丈夫应主动关心妻子

做到妻子在妊娠头三个月和后两个月不同房，就是在妊娠的其他时间里，也要加以节制，否则可能发生流产或早产。

温馨提醒

烟酒对健康的影响是众所周知的。准备跨入准爸爸行列的男性，更应该认识到这一问题，长期吸烟、饮酒可以对精液的质量造成一定的影响，增加畸形精子的比例，造成不孕、不育或胚胎异常等问题。为了保证精液质量不受烟酒的干扰，至少应该在怀孕前3个月戒掉烟酒。

丈夫在妻子怀孕前应注意哪些问题

现代科学认识到，婴儿出生质量不仅仅与孕妈咪的孕期状况有关，与准爸爸也有着同等重要的关系。男人育前保健同孕妈咪孕期保健、围产期保健一样，值得准备做父亲的男性高度重视。为了生一个健康、聪明的宝宝，男性应该了解下面的知识。

已知对精子有毒害作用的物质包括：某些化学制剂，如苯、甲苯、油漆涂料、二硫化碳、杀虫剂、除草剂等；某些重金属如铅、汞、镉等；某些麻醉药品、化疗药物；放射线；成瘾性毒品，包括大麻、高浓度烟草、烈酒等。上述这些有毒物质可作用于男性生殖系统，直接毒害生殖细胞。它们或杀死尚未成熟的精子或使精子畸形，破坏其遗传基因。当受到毒害的精子或畸形的精子与卵子勉强结合之后，胎儿发育就会出现障碍，从而导致流产。因此，丈夫育前保健，关键有两点，即培养良好的生活习惯和避免接触有害物质。吸毒者应戒毒，吸烟者应戒烟，嗜酒者应戒酒。工作环境存在有毒物质时，应积极采取保护措施。而所有以上准备工作均应在妻子准备怀孕前5个月左右开始进行，因为精子的成熟需要两个多月的时间，而不是明天想要孩子，今天或昨天戒掉就能解决问题。

保证精子的数量和质量

男子一次射精，精液中有2亿~4亿个精子，而与卵子结合却只有1~2个，这是为什么呢？早在19世纪70年代科学家就提出了精子竞争的理论。这一学说不仅意味着只有最优秀的精子才能夺取与卵子结合的权利，而且也表明一名男性射精时，射出的精子越多，精子与卵子结合的可能性就越大。在我们日常生活中有许多夫妻婚后多年不能生育，虽原因很多，但大多数是由于男子精液中精子数量过少，造成女方不能受孕，这是很常见的病例。那么怎样才能使男性的精液中精子数量增多呢？

一项研究表明，在正常性交时排出精子数量与夫妇最近的性生活次数成反比，即夫妻间性生活次数多则丈夫在性交时排出的精子量少，而分离时间长，尤其是久别的夫妇在性交时丈夫排出的精子多，这就保证了有足够的精子。因此，夫妻在计划怀孕前最好分离一段时间或中止性生活一段时间，那么当准备妊娠时，就会有数目较多的精子。与此同时，丈夫在妻子妊娠前一个月里要注意多吃各种营养丰富的食物，尤其是含蛋白质多的食物。加强身体锻炼，忌烟酒，不用热水盆浴，从而提高精子的质量。

 丈夫为何要补锌

科学研究表明，男性缺锌是导致不育的一个原因。

正常人的血浆中锌含量为0.6～1.33微克/毫升。而精液中锌含量比血液含锌要高百倍。锌直接参与精子内的糖酵解和氧化过程，保持精子细胞膜的完整性和通透性，维持精子的活力。男性如果缺锌，睾酮、二氢睾酮（雄激素）减少，不利于精子生成。缺锌易使前列腺炎、附睾炎不愈，这些都可能造成男性不育。所以，如果准备怀孕的夫妻，丈夫不可缺锌，如果发现精液中锌过低，可以多服用以下食物和药物：

1. 进食富含锌的食物

锌的主要食物来源有猪肝、蛋黄、瘦肉、花生、核桃、苹果等。

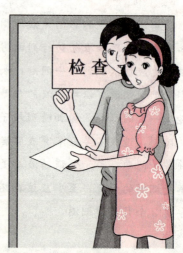

2. 可用补锌药物

最常用的是硫酸锌糖浆或片剂，成人每天300毫克，1～3个月为1个疗程，然后复查血与精液的锌含量和精子的数量、活力。如锌含量仍不足，可继续服用1个疗程。但要注意补锌不可过量，体内锌含量过高反而会抑制生精过程。

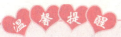

温馨提醒

丈夫在性生活方面的良好表现可以使性生活美满，夫妻双方达到性高潮。专家认为，强烈的性高潮不但容易受孕，而且有助于实现优生，还有可能提高生男孩的概率。这是因为，男性在性和谐时射精，由于精液激素充足，活力旺盛，有利于精子及早抵达与卵子会合，减少在运行过程中受到外界因素的伤害。

 ## 准爸爸禁用的药物

激素类药物。雌激素、孕激素及丙酸睾酮等药物的应用，可抑制脑下垂体促性腺激素分泌，进而可抑制睾丸的生精功能。

直接抑制生精的药物，如二氯二酰二胺类，是一种杀虫药物，但它同时有抑制生精的作用；其他药物，如二硝基吡咯类、硝基呋喃类、抗癌用的烷化剂以及新近研究从棉子中提取的棉酚等，都有强力抑制睾丸生精功能的作用。

影响精子成熟的药物。如抗雄激素化合物以及氯代甘油类药物的应用，虽然对睾丸精子功能影响不大，但这些药物对睾丸生成的精子有直接作用，使精子不能成熟。

影响射精的药物。如治疗高血压的呱乙啶、硫利达嗪等药物均可使服药者射精量减少，甚至不射精。有些药物可以抑制射精反射，使之延迟射精，如氯丙咪嗪等。

许多外用药物，如表面活性剂、有机金属化合物（醋酸苯汞等）以及弱酸等，有直接杀灭精子的作用。若经常使用这类外用药物治疗女性生殖道疾病，如阴道内塞药等，也必然会影响生育。

怀孕知识速查手册

第二篇

孕期保健方案

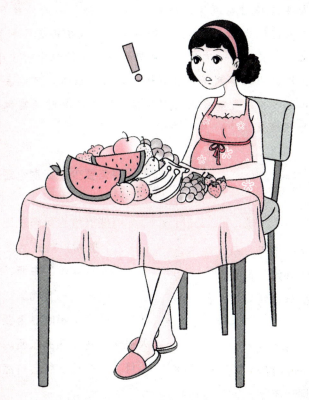

第五章 怀孕后身体有哪些信号

如果女性月经周期规律，每月来一次月经，一般停经35天以后，就可以通过化验尿液，测出是否怀孕。可以在药店买早孕试纸，自己在家化验早晨的第一次尿液，最好收集小便过程中的中段尿液，按照试纸使用说明观察判断是否妊娠。如果不放心，可以去医院化验。另外，有时验尿可能会出现假阳性，所以必要时还需做妇科检查，甚至B超检查。

如何从自己的身体变化感知怀孕

在受孕的第一个月，孕妈咪不会感觉到新生命的开始。但是，有一些明显的征兆会提醒育龄女性，你可能怀孕了。

1. 月经过期不来

健康女性的月经一向是按月来潮，如果过了期还不来，首先可以想到已有怀孕的可能。一般来说，如果月经过了一个星期，医生大致能查出怀孕征象；如果过期1个月，怀孕就比较容易确定了。有少部分女性虽然已经怀了孕，但是在该来月经的时候，仍然行经一两次。不过，来的经血比平常要少，日期也短些。

2. 胃口的变化

有些女性在月经过期不久的时候（1~2个星期）就开始发生胃口的改变。平常喜欢吃的东西，现在不爱吃了；吃过一次的食物第二次就不爱吃了；有些人不想吃甚至要呕吐；有些人很想吃些酸味的东西。一般经过三个月，这些症状就会自然消失。

3. 乳房的变化

在怀孕初期，乳房会增大一些，并且会感觉乳房发胀，或有刺痛的感觉。乳头增大，乳晕颜色加深，乳头周围出现小结节。

4. 尿频的情形

在怀孕初期许多女性有尿频的情

形，有的每小时一次，这是一种自然现象，用不着治疗。

5. 精神疲乏

在怀孕初期许多女性感到疲乏，没有力气，想睡觉。不过这个时期不会太长，很快就可以过去。

一般说来，有正常性生活的女性，在月经周期一周以后仍不来潮，应去医院检查小便，确定是否怀孕。

6. 基础体温升高后不再下降

测量基础体温可以知道是否怀孕。女性正常的基础体温呈双向曲线，即排卵前较低，排卵后升高。如月经到期未来潮，体温升高后不再下降，并保持在18天以上，这时表示已经怀孕。

女性常常因环境变化和精神上受到刺激而引起停经或月经推迟，所以停经未必就是怀孕。哺乳期女性月经虽未恢复，也可能引起怀孕。食欲改变、恶心呕吐也可能是胃部疾病所致。小便次数增多可能是泌尿道感染引起的。所以说，已婚女性出现上述这些变化仅仅表示有早孕的可能，但也不一定是怀孕，故需要到医院做进一步检查。

如何确定自己怀孕了

育龄女性在停经以后，除有一些早孕反应等现象可供早期自我判断外，还应去医院做进一步的检查以确诊。

1. 妇科内诊检查

医生在消毒的条件下，对停经女性可进行一次内诊检查。早孕的女性其阴道壁及子宫颈变软，并着色而呈紫蓝色。由于停经时间的不同，子宫可出现不同程度的增大变软，一般在停经5周后即可有此表现。妊娠8周后，部分女性的子宫颈与子宫体间的子宫峡部极其柔软，致使宫颈与宫体似不相连，这种现象称为海格征，是早孕的典型体征。妊娠12周后，子宫底即可超出盆腔而在腹部触及。

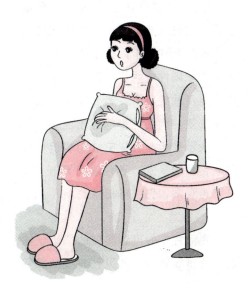

2. 妊娠试验

妊娠试验是早期妊娠最重要的辅助检查项目。由于妊娠后绒毛的滋养叶细胞分泌绒毛膜促性腺激素，所以利用生物或放射免疫的方法从血或尿中测定该激素可协助诊断妊娠。目前应用得最为广泛的是早早孕快速检测试纸法。此法优点突出：

（1）操作简便，一步操作，只需一条试纸，无需其他辅助材料。

（2）显示结果快，1分钟之内即可显示检测结果。

（3）灵敏度高，结果准确，在女性受孕后7～10日即可测出是否怀孕。

（4）试纸质量稳定，室温下干燥保存，有效期为2～3年。使用时将试纸的带有MaX标记线的一端插入被检测者的尿液中，平放片刻。20～30秒后，若试纸条上出现一条紫红色带为阴性（未怀孕）；若试纸条上出现两条紫红色带则为阳性（怀孕）。无论尿呈阳性或阴性反应，试纸上端均应显示紫红色带，若无此带则表示试纸失效。紫红色带的有无及颜色深浅，表示被检测者尿中绒毛膜促性腺激素含量的多少。若色浅可延长至5分钟再观察，仍可作出结论。

3. 宫颈黏液涂片

在涂片中如见到典型的羊齿状结晶，可排除妊娠。若见到典型的椭圆体，则应考虑为妊娠。

4. 孕激素撤退试验

应用孕激素后因促使子宫内膜剥脱的作用而引起撤退性出血，若妊娠则无此反应。

5. B型超声波（B超）检查

在妊娠5周时即可见到子宫增大及宫腔内妊娠囊的无回声图像，妊娠7～8周可见到胎儿心脏的跳动及胎动。

中期妊娠（孕3个月或孕12周后）腹部逐渐增大，可触到胎头及肢体，可听到胎心。孕4个月以后孕妈咪可自觉有胎动。此时妊娠征象已明显，故易于确诊。

温馨提醒

刚怀孕的女性，情绪可能很不稳定，刚才还兴高采烈，一会儿可能会垂头丧气起来；刚刚还心花怒放，转眼却愁容满面；一分钟前还欢声笑语，现在却沉默寡言了。周围的人会感觉你的情绪变化很大，尤其是面对你的丈夫，你的情绪波动更大。自己意识不到，但你确实变得爱急躁，有些不耐烦，看周围的人不顺眼。情绪不稳定，有时感到心情郁闷。

6. 测量基础体温

基础体温呈双相型的女性，闭经后高温相仍持续不下降者表示体内持续有孕激素的作用，故早期妊娠的可能性大。如高温相持续超过3周，则基本可断定为早孕，这主要是妊娠后卵巢黄体不萎缩，一直分泌孕激素所致。故观察基础体温的表现是判断妊娠的简易方法，但应排除其他可致体温升高的因素，如感冒、全身感染性疾病等。为了确诊，常需加上其他早期诊断妊娠的方法，如妇科检查、尿妊娠试验、B超检查等。

关于性病、遗传性疾病等，也必须不加隐瞒地回答。

问诊之后，参考对问诊的答复，看看乳房的状况，还会进行触诊和内诊。

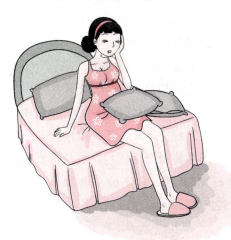

对于初次接受检查的人，医生会提出各种各样的问题，这就叫问诊。在问诊中，也许有难以回答和想隐瞒的问题，但是为了正确地诊断和安全地分娩，必须把有关情况告诉医生，因此应坦率地回答。

温馨提醒

怀孕可能会使孕妈咪变得对什么都敏感起来，总是闻到特殊的味道，而且对味道也有了新的喜好。曾有个孕妈咪自怀孕后开始喜欢闻汽油的味道，尤其是汽车尾气的味道，竟追着汽车闻。这可不能跟着感觉走，尾气对胎儿有极大的伤害。

为什么要定期到医院检查

精子、卵子来自父母两人不同的个体，他们在母体内相遇、结合、生长发育，最终出世。小生命在顽强生长的过程中，谁能想到中途会发生哪些意料之外的事情，来干扰他们的生存呢？通过每次孕期检查，能及早发现、治疗妊娠中出现的疾病，有利于帮助母婴平平安安地走过新生命诞生前的宫内生活。这期间，提供适时、合理、高质量的孕期保健，是医生的职责，更是孕妈咪的义务。根据妊娠各阶段不同的变化特点，将妊娠全过程分为三个阶段，即孕早期（12周内）、孕中期（13～27周）、孕晚期（28～40周），医生将在各个时期给予相应的保健指导。

怀孕后如何减轻心理负担

尽量消除对怀孕的心理负担，如对胎儿性别想得太多，担心怀孕、哺乳会使自己的体形发生变化，对分娩过分害怕等，这些都需要丈夫、亲属、医生给予耐心的解释。特别是丈夫，更应该体贴、关心妻子，劝她进食，多陪她出去散散心，对妻子因怀孕反应造成的烦恼情绪多采取谅解、忍让的态度，这都是帮助妻子尽快度过反应期的有效方法。而且从许多人的经验来看，那些坚信自己不会有早孕反应的女性，往往怀孕期间反应极小或基本没有不适的反应。而那些总担心自己会有多难受的女性，却常常孕吐严重，反应较厉害。

总之，因为每个人的情况不同，有人有反应，有人无反应，且反应的时间长短不一，但只要在各方面尽可能地消除产生妊娠反应的原因，就一定能顺利地度过反应期。

如何计算孕周及预产期

女性排卵日期有个体差异，所以妊娠期（从受精到胎儿娩出）很难正确估计，为了方便都以末次月经的第一天作为妊娠的开始。从末次月经的第一天到胎儿娩出的时间为 280 天，即 40 周。妊娠期把 28 天作为 1 个月，7 天为一周。

推算预产期的方法如下：

1. 按末次月经来潮第一天算起，月份减 3 或加 9，天数加 7。

例如：末次月经是 1995 年 9 月 10 日

分娩月份 = 9 - 3 = 6

分娩日 = 10 + 7 = 17

即预产期是 1996 年 6 月 17 日。

再如：末次月经是 1995 年 3 月 20 日

分娩月份 = 3 + 9 = 12

分娩日 = 20 + 7 = 27

即预产期是 1995 年 12 月 27 日。

2. 如果孕妈咪既往月经不规律或末次月经记不清，则可以按胎动开始时间推算预产期。初产妇从自觉胎动日加 20 周，经产妇从自觉胎动日加 22 周。

孕妈咪应记住的几个时间

十月怀胎，一朝分娩。为了顺利完成孕育及分娩的使命，孕妈咪应该记住十月怀胎中的几个关键历程。

首先，孕妈咪应记住最后一次月经是几月几日，这对推算预产期十分重要。由于上文已论述，此处不再赘述。

其次，孕妈咪还应记住早孕反应和初次胎动的时间。早孕反应常于停经后 6 周左右出现。初次胎动时间常于妊娠 18 周后出现。了解这两个时间的目的是为了正确推算预产期，以便顺利分娩。

再次，孕妈咪最应注意的是临产

的征兆，这就要注意不规律宫缩、规律性宫缩出现的时间。妊娠末期，孕妈咪常自觉轻微腰酸，伴有不规律宫缩，其特点是持续时间短，常少于30秒钟，收缩力弱，不规则，收缩强度不逐渐增加，其常在夜间出现而清晨消失。宫缩可能引起轻度胀痛，局限在下腹部。当规律性宫缩出现时，产妇一定要记住出现的时间，并

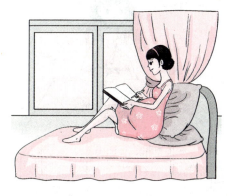

及时提供给产科医生，以便医生掌握产程的进行。产程开始时，宫缩间歇期较长，为5～6分钟，持续时间较短，约30秒钟。随着产程进展，宫缩间歇期渐短，为2～3分钟，宫缩持续时间渐长，为50～60秒钟，且强度不断增加。至宫口近开全时，宫缩间歇期短，仅1分钟或稍长，宫缩持续时间可长达1分钟以上，它预示着分娩马上开始。

最后，就是要注意见红出现的时间。俗称的"见红"实际上是阴道流出血性黏液。在分娩开始前24～48小时内，子宫颈口开始活动，使子宫颈口附近的胎膜与该处的子宫壁分离，毛细血管破裂而经阴道排出少量血，与子宫颈管内的黏液相混合而排出，是分娩即将开始的可靠征象。此现象发生后的24小时内分娩即开始，孕妈咪即将和自己的孩子见面。

什么是早孕反应

女性在怀孕早期，会出现食欲不振、厌食、轻度恶心、呕吐、头晕、倦怠，甚至低热等早孕反应，这是孕妈咪特有的正常生理反应。早孕反应一般在妊娠第6周出现，以后逐渐明显，在第9～11周最重，一般在停经12周前自行缓解、消失。大多数孕妈咪能够耐受，对生活和工作影响不大，无需特殊治疗。

早孕反应中有一种情况是妊娠剧吐，起初为一般的早孕反应，但逐日加重，表现为反复呕吐，除早上起床后恶心及呕吐外，甚至闻到做饭的味道、看到某种食物就呕吐，吃什么，吐什么，呕吐物中出现胆汁或咖啡渣样物。由于严重呕吐和长期饥饿缺水，机体便消耗自身脂肪，使其中间代谢产物——酮体在体内聚集，引起脱水和电解质紊乱，形成酸中毒和尿中酮体阳性。孕妈咪皮肤发干、变皱，眼窝凹陷，身体消瘦，严重影响

身体健康，甚至威胁孕妈咪的生命。

孕妈咪如果出现了妊娠剧吐，就一定要去看医生，以免延误病情。

> **温馨提醒**
>
> 胎儿在妈妈体内生长，但准爸爸也会有"妊娠反应"。这并不奇怪，孕妈咪生理和心理变化同时影响着准爸爸。所以如果准爸爸出现"恶心"，腰围增加，或情绪有些波动，显得有些脆弱时，不要过于担心，这是正常的反应。

如何克服早孕反应

早孕反应一般不会太重，孕妈咪可想些办法使反应减轻，下面几点可供参考：

1. 了解一些相关的医学知识。

明白孕育生命是一项自然过程，是苦乐相伴的，增加自身对早孕反应的耐受力。

2. 身心放松。

早孕反应是生理反应，多数孕妈咪在一两个月后就会好转，因此要以积极的心态度过这一阶段。

3. 选择喜欢的食物。

能吃什么，就吃什么，能吃多少，就吃多少。这个时期胎儿还很小，不需要多少营养，平常饮食已经足够了。

4. 积极转换情绪。

生命的孕育是一件很自然的事情，要正确认识怀孕中出现的不适，学会调整自己的情绪。闲暇时做自己喜欢做的事情，邀朋友小聚、散步、聊天都可以。整日情绪低落是不可取的，不利于胎儿的发育。

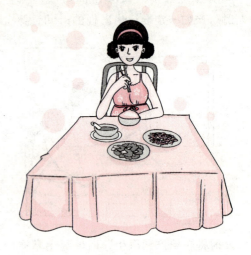

5. 得到家人的体贴。

早孕期间，孕妈咪身体和心理都有很大变化，早孕反应和情绪的不稳定会影响到孕妈咪的正常生活，这就需要家人的帮助和理解。家人应了解什么是早孕反应，积极分担家务，使其轻松度过妊娠反应期。

6. 正确认识妊娠剧吐。

一般的早孕反应是不会对孕妈咪和胎儿有影响的，但妊娠剧吐则不然。如果呕吐较严重，不能进食，就要及时就医。当尿液检查酮体为阳性时，则应住院治疗，通过静脉输液补充营养，纠正酸碱失衡和水电解质紊乱。一般经治疗后，妊娠剧吐现象可迅速缓解，呕吐停止，尿量增加，尿酮体由阳性转为阴性。对治疗后病情无改善，特别是体温持续超过38℃，心率超过每分钟120次，或出现黄疸者，应考虑终止妊娠。

怀孕后乳房有什么变化

怀孕后，尤其是妊娠8周以后孕妈咪的乳房明显增大，这是由于妊娠期胎盘分泌大量的雌激素及孕激素刺激腺管及腺泡的发育所致。另外在胰

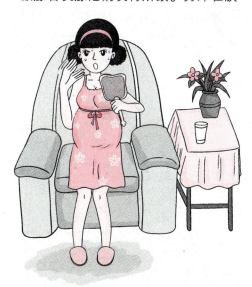

岛素、皮质醇、甲状腺素、垂体生乳素及胎盘生乳素的共同参与下，使乳腺腺泡及腺管增生、脂肪沉积、结缔组织充血。孕妈咪在妊娠几周后即感觉乳房发胀，或有刺痛感及触痛。乳头很快增大，乳晕着色，出现皮脂腺散在隆起。妊娠后乳房的这些变化都是正常现象，目的是为产后做好充分的泌乳准备。但妊娠期并无乳汁分泌，于妊娠后期，挤压乳房时可有数滴稀薄的黄色液体，称为初乳。这是因为妊娠期大量的孕激素与雌激素有抑制乳汁分泌的作用。在分娩以后，才正式分泌乳汁。

怀孕后子宫有什么变化

怀孕后，母体为适应胎儿的生长发育出现一系列变化，其中尤以子宫的变化最显著。在怀孕前子宫只有小鸭梨大，重50克，体积约7厘米×4.5厘米×3.5厘米。到足月妊娠时，子宫重1000克，增加了20倍，可容纳胎儿、羊水等5000毫升内容物，足月子宫长35厘米，宽25厘米，厚22厘米左右。子宫随着胎儿增长的需要而增大，妊娠3个月（停经13周），在耻骨上2～3横指处可摸到子宫底部；妊娠4个月（停经17周），子宫底部位于脐与耻骨的中间；妊娠5个月（停经21周），子宫底部平脐，这时从外观可见腹部隆起；妊娠31周，子宫底部在脐与胸骨剑突之间；足月时，子宫底在剑突下2～3横指；当胎儿头入骨盆后，子宫底可降低。

子宫是全身唯一拥有三层肌肉的

器官，为了减少分娩时子宫的阻力，自妊娠中期始，子宫颈的组织内口逐渐上延成为子宫下段，为分娩做好准备。

温馨提醒

子宫的神奇确实令我们惊叹！当胎儿在子宫里生长发育的时候，子宫颈口如同一道结实的防盗门，紧紧关闭着；可当胎儿要娩出时，这扇紧闭的大门完全打开，并在原来的基础上扩张100倍，以让胎儿顺利通过。

怀孕后体重有什么变化

妊娠后随着妊娠日期的增加，孕妈咪体重也会增加，增加的重量个体差异较大。除胎儿、胎盘、羊水、子宫、乳腺及母亲血容量等增加外，孕妈咪的脂肪贮存亦有所增加，这是为储备能源做准备。整个妊娠期平均增加12千克。孕妈咪产前检查时，每次都要测体重，观察其变化，以便于早期发现问题。一般妊娠晚期体重增加比早期明显，若有水肿时则体重增加迅速。在妊娠晚期需每周测体重，如果每周体重增加超过500克以上，即使孕妈咪并无明显的水肿表现，实际上组织间已有水分潴留，称之为隐

性水肿，需及时就诊及治疗，以免水肿愈来愈重而发生严重的并发症，危及母婴的生命。

怀孕后皮肤有哪些变化

在女性怀孕期间，因为雌激素和黄体素的分泌增加，出现皮肤色素的变化。

怀孕时可以发现乳头、乳晕、会阴部、肛门周围的颜色加深。另外，在腹部可以出现一条黑中线，大体位置在肚脐部向下到耻骨联合处，医学书上就称为怀孕时的"黑中线"。还有70%的孕妈咪在脸颊部、额头和鼻子上会出现不规则的色素斑点，称为褐斑。

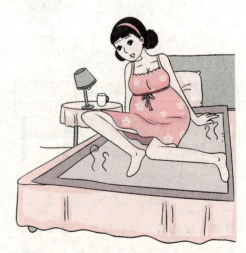

随着怀孕月份的增大，在孕妈咪的乳房、大腿和腹壁上，可以见到波浪状的或者是凹陷的、紫色的条纹，

这种条纹称为妊娠纹。最常见到的是在腹部的皮肤上。这种条纹在分娩后将褪成白色线条。

在孕妈咪的胸部、颈部、脸、手臂和腿部还会出现小红点，这种小红点称为血管蜘蛛痣。

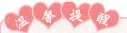

在整个孕期，你可能都会感觉阴道分泌物比孕前明显增多了，这是正常现象。阴道分泌物可以阻止病原菌感染阴道和子宫，具有保护作用。孕妈咪只需注意分泌物的性质是否正常：通常情况下，阴道分泌物有点轻微的、让你闻起来不太愉快的气味，但不是臭味或让你难以忍受的气味；分泌物是白色的，或略有些发黄。如果气味和颜色都不正常，就要看医生。保持局部清洁，但不要随便使用普通的清洗液，应该购买孕妈咪专用洗液。使用有药物成分的洗液要有医生的推荐。

怀孕的女性很容易出汗，尤其是在分娩前的一段时间内，这是因为怀孕后汗腺和皮脂腺的活动增加引起的，所以出汗多也是正常的，不必忧虑。

还有一种皮肤的变化，就是怀孕后的头发生长速度变慢，头发毛囊数目减少，但分娩后，头发毛囊的数目会大大增加，促使新发生长。

妊娠几个月时能看到孕妈咪腹部增大

随着孕期的进展，胎儿及其附属物（胎盘、羊水）日渐增长，至足月时胎儿重达3千克~4千克，胎盘、羊水各重约0.5千克，再加上子宫肌肉的增生及肥大，故妊娠后子宫也会随着月份的增加而增大。

早孕3个月内（自末次月经第1天算），子宫底尚未超出小骨盆腔，通过妇科检查方能查出增大；4个月左右，孕妈咪平卧时可在下腹正中扪及子宫的上缘，此时腹部外形尚无明显的变化；妊娠5个月后，子宫底升至肚脐水平或以上时则表现出腹部增大，双胎时更明显。

由于腹部增大是渐进性的，孕妈咪均能适应。但若在短期内迅速增大，则可引起胸闷、气促、心慌及不能平卧等压迫症状，乃属异常，应及时就医，查明原因。

依孕妈咪身材的高矮、骨盆的倾斜度及腹壁松紧度的差异，腹部形态有所不同，部分孕妈咪腹部均匀性增大，显得腰部增粗；另一部分孕妈咪腹部向前突出，皆属正常。腹部前突并伴有明显下垂者称为悬垂腹，若发生于初产妇时，要警惕胎头与骨盆入口不相称。

第六章
孕期日常生活与工作

孕妈妈生活应有规律，规律的生活可使体内各系统及重要器官的生理活动更加协调和统一，从而可以增强身体的免疫功能，提高抗病能力，这对胎儿也十分有益。如果生活没有规律，必然影响母婴的健康。

孕妈咪的居住环境要注意什么

1. 居室整洁通风。

房屋不一定要豪华漂亮，但要通风良好。室内应整齐清洁，舒适安静。

2. 适宜的温度。

室温最好在20℃～22℃。温度太高（25℃以上），会使人感到精神不振，头昏脑涨，全身不适。温度太低，会影响人的正常生活。夏天室温高，可开窗通风，亦可使用电风扇，但不能对着电风扇直吹。冬天以暖气取暖可调节室温。若以煤炉取暖应防止发生一氧化碳中毒，一氧化碳中毒而造成的缺氧对母婴有害，所以即使在冬天，也不要忘记定时开窗使空气流通。

3. 适宜的湿度。

最好的空气湿度为50%。若相对湿度偏低，会使人觉得口干舌燥、喉痛、流鼻血等。调节的方法是在火炉上放上水壶，暖气上放水槽，室内摆水盆，或地上喷洒水等。若湿度太高，则室内潮湿，衣服被褥发潮，并会引起消化功能失调，食欲降低，肢体关节酸痛、水肿等。调节办法是移去室内潮湿的东西及沸腾的开水，或打开门窗通风换气，以散发潮湿的空气。

孕妈咪如何干家务活

妊娠后干家务活也是一种运动，坚持适宜的家务劳动可增加孕妈咪活动量，增进孕妈咪食欲，改善孕妈咪睡眠，增强孕妈咪体质，提高免疫功能，防止发生各种疾病，还有助于预防发胖，有利于母婴健康。但是，由于妊娠后期行动会越来越不方便，因此，干家务活要适可而止，量力而行。否则，会有害健康，甚至可能导致流产、早产或危及胎儿安全。孕妈咪干家务活务必做到如下几点：

1. 做饭

孕妈咪可以做饭，但必须注意：

（1）有早孕反应时，不要到厨房里去，因油烟和其他烹调气味会引起恶心、呕吐。

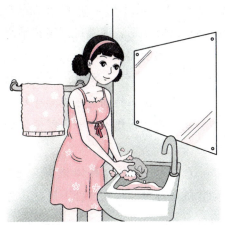

（2）淘米、洗菜时，尤其在冬春季节，尽量不用手直接浸入冷水中，因着凉受寒易诱发流产。

（3）厨房应安装抽油烟机，因油烟对孕妈咪尤为不利，可危害胎儿，炒菜、炸食物时，油温不要过高。

（4）烹饪过程中，尤其在妊娠晚期，应注意不要让锅台直接顶压已经膨出的腹部。

（5）能坐在椅子上操作的就坐着做，以减轻腿部疲劳、水肿。

（6）尽量不要久留厨房。厨房内是粉尘、有毒气体（如二氧化硫、一氧化碳、二氧化氮、苯并芘、大量油烟等）密度最大的地方，所以孕妈咪应少去厨房，或尽可能减少停留时间。家庭厨房应安装排风扇或抽油烟机，有条件时可适当选择电炊具，如电饭煲。

2. 洗衣服

最好用洗衣机洗衣服，这样比较安全。如果用手洗衣服应注意如下问题：

（1）不宜使用冷水，尤其在冬春季节应用温水洗衣，以避免受凉感冒。一次不要洗得过多，以免过累引起流产或早产。

（2）宜用肥皂，不用洗衣粉。洗衣粉是由烷基苯磺酸钠等化学物质合成的，尤其在孕早期应慎用，因洗衣粉里含有可损害受精卵的化学物质。加酶洗衣粉可水解衣服上的蛋白质以达到除污去垢，但清洗不净，其也分解皮肤表面的蛋白质，甚至可能引起过敏性皮炎和湿疹，亦可透过皮肤吸收损害造血和肝脏功能，还可能导致皮肤色素沉着，如颜面蝴蝶斑。孕妈咪抵抗力弱，对酶的反应很敏感，所以孕妈咪最好不使用加酶洗衣粉，如果非用不可，则一定要戴乳胶防护手套洗衣物。另外，要尽可能用清水多

第二篇 孕期保健方案

漂洗几次或用开水泡一泡，以洗净残留在衣服上的洗衣粉。

（3）搓洗衣服时，不可用搓板顶着腹部，以免胎儿受压。

（4）拧衣服不要用力过猛，晾晒衣服时不要向上伸腰，注意不要腹部用劲，以免引起流产。可把晾衣绳（竿）降低些或是衣叉竿做长一点。

3. 打扫卫生

可从事一般的擦、抹家具和扫地、拖地等劳动，但不可登高打扫卫生，如打扫天棚、上窗台擦玻璃，也不要在打扫卫生时搬抬沉重的东西，更不可让家具顶压腹部。擦抹家具时，应尽量不弯腰。拖地板也不可用力过猛。打扫卫生时，特别是在寒冷的冬天，千万不能长时间接触冷水，以免身体着凉而导致流产。长时间蹲着的劳动最好不做，以避免盆腔充血而导致流产。

4. 菜园或庭院劳作

除妊娠晚期外，可在菜园或庭院里干些轻活儿，但不宜常弯腰，不可长时间蹲着干除草一类的活，也不可挑水、抬物等，更不能接触农药，还应避免爬上果树干活，也不要长久向上伸手摘收瓜果。

孕妈咪如何购物

上街购物是散步的一种方式，同时上街购物外出走走，可使孕妈咪心胸开阔、心情舒畅。但应注意：

1. 选择不太拥挤的地方为好，不要在人流高峰时间出去，避免挤公共汽车，不到拥挤的市场去，以防受挤。

2. 不宜行走过多，速度不宜快，每次行走不应超过1千米。

3. 去大商场不要爬楼梯，要利用电梯，注意上下楼梯的安全。

4. 一次购物不要太多，应不超过5千克。必要时，可分几次去买。但应避免频繁地去商店、市场。

5. 不要骑自行车出去购物，特别是在妊娠早期，因骑自行车腿部用力过大，易引起流产。

6. 恶劣天气（寒潮、大风、酷热）不要上街，特别是在流感或其他传染病流行时，更不能到人群密集的地方去。

7. 在妊娠期，身体逐渐笨重，动作的敏捷性、反应性都下降，应注意安全。

通过多种途径学习孕产知识

如今要想得到有关妊娠、分娩、育儿等信息资料，均可以从书本、杂志、电视及电脑网络中获取。信息之多也是空前的，妊娠的女性要根据自己的文化水平和妊娠后机体的情况来选择适合自己的资料，还应根据自己所处的环境来决定一些具体的方法。

就近利用图书馆、文化站、书店当然很好，但有些小城市或乡村则没这么方便的条件，利用电视或广播的机会就会多些。如果孕妈咪文化水平高些，电脑技术好些，则完全可以从网络中获得更多的信息，可谓不出门就能了解天下事。还有可利用妇联和工会提供的有关女性的读物。还可以参加医院保健站专为孕妈咪举办的一些讲座。

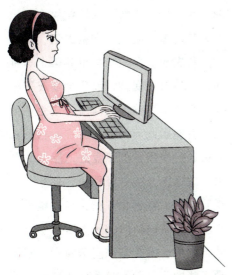

现在许多地方还设有热线电话，有些看不懂的书籍，或是有些查不到的问题，可以用电话咨询的方式获取信息。

一般说在妊娠期要做的事情很多，孕妈咪可能会有时间读一些与妊娠、分娩和育儿有关的书籍，但有些女性也喜欢看些其他的书或杂志，尤其爱看小说。这里应提醒妊娠期的准妈妈们，最好看些轻松的小说、儿歌、童话、笑话等，千万别看那些凶杀、悲剧故事等，不要太激动，更不要太伤感。

如果在妊娠前已是经常操作、应用电脑者，妊娠期首先注意的是不可长时间操作，以免过于疲劳，易引起眼睛的疲劳、肩痛、背痛及腰痛等。

 孕期小知识

大多数孕妈咪在怀孕初期总会出现或轻或重的妊娠反应症状，如恶心、呕吐、厌食、疲乏等。为此，一些人常用看电视或影碟的方法来消磨时间和减少反应。殊不知，这种做法不论对孕妈咪的健康还是胎儿的正常发育，都是不可取的。

 ## 孕妈咪坐、站立、行走的姿势

妊娠早期，孕妈咪身体没有明显的变化，随着妊娠周数增加，腹部逐渐向前突出，身体重心位置发生变化，骨盆韧带出现生理性松弛，容易形成腰椎前倾，给背部肌肉增加了负担，易引起疲劳或发生腰痛。孕妈咪若于坐、站立、行走时保持正确的姿势，可以减少这些不舒服症状的发生，故应采取如下的正确姿势。

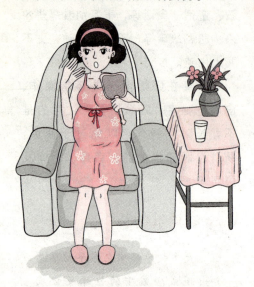

1. 坐的姿势

坐椅时先稍靠前边，然后移臀部于椅后部坐椅中，后背笔直靠椅背，股和膝关节成直角，大腿成水平状，这样不易发生腰背痛。

2. 站立姿势

将两腿平行，两脚稍微分开，这样站立，重心落在两脚之中，不易疲劳。但若站立时间较长，则将两脚一前一后并每隔几分钟变换前后位置，使重心落在伸出的前腿上，可以减少疲劳。

3. 行走姿势

不弯腰、驼背，不过分挺胸，不用脚尖走路。要背直，抬头，紧收臀部，保持身体平衡，稳步行走，可能时借助扶手或栏杆走路。

孕妈咪能不能与宠物相处

现在养宠物的家庭越来越多。不少的女性喜欢养宠物。孕妈咪能不能与宠物亲密相处呢？回答是不能。

猫的确是非常可爱的动物，但孕妈咪不能接近猫，因为猫的肠道里寄生有弓形虫。它随着猫的粪便而排出，可能会污染食物、水及餐具。人吃了被污染的食物和水，就会患上弓形虫病，出现高烧、淋巴结肿大、肌肉关节疼痛等症状，严重的还会引起脑炎和失明。孕妈咪如果感染上这种病，不但自己受害，而且会危及下一代。有些孕妈咪因此而流产或生下死胎，有些因此而得原虫血症。弓形虫原虫通过受损害的胎盘进入胎儿的体内，破坏胎儿的神经系统，使胎儿出现脑积水、脑钙化、小头症、精神发育及视力障碍、肝脾肿大等异常。另外，如果孕妈咪与猫同床睡觉，猫舔孕妈咪的手、脸，都有可能感染上此病。孕妈咪如果为猫处理粪便，更容易接近弓形虫。

孕妈咪怎样休息

为平安度过妊娠期，生个健康的

小宝宝，孕妈咪休息时应注意以下几点：

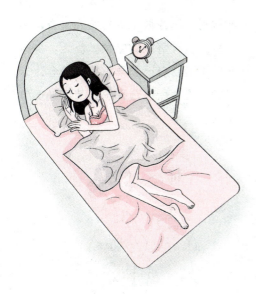

1. 充足睡眠

睡眠不足会引起疲劳过度，孕妈咪每天要保证8～9小时的睡眠时间，丈夫和家人也应督促、安排，确保孕妈咪的睡眠时间。但也不要睡得过多，做到劳逸结合，没有疲劳感就可以了。

2. 坚持午睡

孕妈咪应坚持每天都午睡，即使春、秋、冬季也应午睡一会儿。午睡可使孕妈咪精神放松，消除疲劳，恢复体力。但午睡时间最多不要超过2小时，一般半小时到1小时即可。午睡要有规律，不要什么时候想睡就睡，或者时间太长，应适当安排在午后固定的时间。如果无条件午睡，可躺下稍加休息，而在晚上早点睡觉。

午睡时应脱下鞋子，抬高双腿，全身放松。

3. 注意休息

孕妈咪无论体质强弱，都容易疲劳或觉得全身无力。过度疲劳会使机体抵抗力降低，易患疾病。因此，应安排好时间，注意抓紧时间休息。当感到疲劳或乏力时，尽量躺下休息，或坐在椅子上，伸直腿。无论是妊娠早期、中期和晚期，都要切记，妊娠期休息好很重要，即便是数分钟的小憩。应明确，孕妈咪休息是"主"，家务事和工作是"从"。尤其在妊娠晚期，应保证充足的休息时间。因妊娠晚期常会出现腹胀现象，如果休息后腹胀仍未减轻，次数频繁，休息也不起作用，则要请医生检查。

孕妈咪躺卧以什么姿势为宜

孕妈咪卧床的姿势很重要。妊娠早期，可以采用自己觉得舒适的姿势，在妊娠中、晚期则要侧卧，最好是左侧卧，避免仰卧。其道理如下：

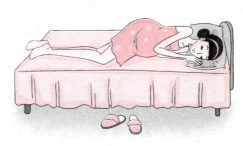

1. 妊娠期子宫增大，胎盘血循环形成，使血容量增加。盆腔静脉通过下腔静脉回到心脏的血量也相应增加。仰卧时，特别是在妊娠晚期，由于子宫很大，压迫下腔静脉，使血液回流不畅，回心血量减少，胎盘血流量也随之减少，必然影响胎儿对氧和营养物质的需要。如果子宫压迫腹主动脉，使子宫动脉压力下降，也会影响胎盘血流量。

2. 仰卧时，下半身血液回流不通畅，造成下肢、直肠和外阴的静脉压力增高，容易发生下肢、外阴静脉曲张，痔疮和下肢水肿。

3. 仰卧时，子宫在骨盆入口处压迫输尿管，使肾盂被动扩张，尿液潴留，尿量减少的同时引起钠潴留，使水肿加重。有人测定仰卧时尿量仅为侧卧的40%。

4. 侧卧位可降低舒张压，除了夜间侧卧，白天左侧卧位4小时，可预防妊娠高血压综合征。

妊娠子宫大部分向右旋转，子宫血管也随之扭曲。左侧位可纠正子宫右旋，使血管复位，血流通畅。

孕妈咪着装有什么要求

孕妈咪体形的变化主要表现为腹部日见增大，乳房逐渐丰满，胸围亦增大。孕妈咪的衣着应以宽大舒适为原则，式样简单，易穿易脱，防风保暖，清洁卫生，美观大方，以保持其特有的风韵。孕妈咪穿着适合自己的衣服时，不论散步或到医院检查，都能给人一种舒服的感觉。反之，身穿一件不适合自己的孕妇装，只会让人感觉笨重。所以选择孕妇装可是一门学问。

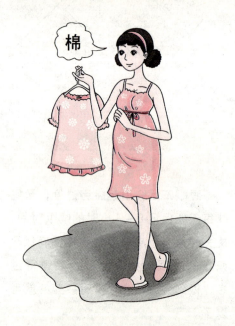

孕妈咪不宜穿紧身衣裤或紧束腰带，以免限制胎儿的生长发育。孕妈咪体形改变后，服装样式可根据个人的喜好进行选择。可选择显出胸部线条，并使增大的腹部显得不太突出的衣服，如上小下大的"A"字形连衣裙就比较好。也可选上下身能分开的套装，穿脱比较方便。妊娠后期身体的变化就比较明显了，这时的衣着要宽松，腰带和袜子都不宜太紧，否则影响血液循环，容易引起水肿和下肢静脉曲张。也不宜再穿紧身的衣裙和粗毛绒衫，这样会使身体显得臃肿和笨拙，让人看了不舒服。最好也不要穿那些使人显得耸肩短脖的衣服，而把脖子完全露出来的衣服倒是显得很适宜。

应按以下几条原则结合个人的爱好选择衣服的颜色和款式：

1. 色彩明快、亮艳，显得轻松愉快、精神振奋，有利于母体和胎儿的身心健康。

2. 宜选用使隆起的腹部显得不太突出的样式，下摆宽大，能够很好地显示立体感。

3. 裤子要偏肥些，尤其是腰部。在孕晚期宜选用背带式裤子。

温馨提醒

怀孕的前4个月，不需穿孕妇装，因腹部还不明显。但到了5个月以后，则要穿着合适的孕妇装。首先应注意选择能随腹部膨胀而调整的孕妇装，其次要注意款式简单大方、易于整理，再就是要能充分表现出孕妈咪的韵味。

4. 面料宜选用纯棉或丝绸织品，内衣必须选用纯棉。

5. 孕妈咪在怀孕4个月时便开始选购孕妇装。不要同时把所有的东西都买齐，因不同孕期、不同的季节均需要不同的衣物。

6. 夏天宜穿肥大不贴身的衣服，冬天宜穿保暖、宽松的衣服，如羽绒服及保暖性好的毛织品。孕妈咪夏季出门应戴凉帽，冬季出门要戴围巾。孕期容易出汗，所以最好选购质地为天然纤维的衣物（如纯棉、羊毛、亚麻等），以利于透气散热。

孕妈咪如何选择内衣

要选择吸湿性、通气性、保温性和伸缩性良好的内衣，最好使用纯棉制品，尽量不用化纤物品。因为内衣要勤洗勤换，所以应选购易洗及柔软的衣料。应选择容易脱穿的内衣，冬季服装以开胸式衣服为好。内衣内裤应宽松，避免束身太紧，否则不但会影响血液循环，还可能会引起水肿。刚买回来的新衣和布料，应水洗一洗再用，以洗去加工处理时所沾染的各种化学药品，防止引起皮肤炎症。

衬裙用前开式的，根据自己的喜好可选用暗扣式、拉链式或左右插襟式。可采用纤维织品的衬裙，而在易出汗的部位采用棉制品。

根据乳房的大小，选择合适的乳罩。为方便起见，选用前开式的及肩带式较肥大的乳罩，且布料应有收缩性，质地应是纯棉的，罩杯要选颜色深一些的。

为防止腹部着凉而引起流产、早产，最好选用能把腹部完全遮住的、有伸缩性的、适合于孕妈咪，且具有良好透气性、吸湿性以及容易洗涤的纯棉内裤。内裤最好选用可调节腰围的，根据腹围的变化调整松紧。

睡衣最好选用棉制的、前开式的、尺寸较大的长睡衣，裤子比较宽松，腰部松紧带应能调节。

从洗澡间出来或夜间去厕所，为防止受凉，应选用棉质长袍。

温馨提醒

天冷时许多孕妈咪十分钟爱围巾。围巾具有装饰作用，不仅防风护肤，还可以对服装进行点缀，起到画龙点睛的效果。在肩上系一条风情浓郁的围巾，会把暗色调的服装一下调动起来，让人感到十分光艳。相反，鲜艳的上衣如果搭配一条暗色的围巾，既可以压住刺眼的色彩，又可以显得庄重大方。

为什么孕妈咪不能穿高跟鞋

中青年女性都喜爱穿高跟鞋，这样可使人挺胸直腰、精神饱满、风度翩翩。但是，女性在怀孕后再穿高跟鞋就是一种错误，应当忍痛割爱一段时间，以保母子平安和优生优育。高跟鞋前低后高，穿着时会使身体向前倾斜，身体的重心也向前移。而怀孕以后，身体本身的重心也越来越向前移，唯有背向后仰才能保持平衡。此时如果再穿高跟鞋，势必使腰椎向前，胸椎往后，脊柱弯曲度增加，使孕妈咪累上加累、腰酸背痛。身体过于前倾也容易压迫腹部，不利于胎儿的血氧供应，会影响胎儿发育。孕妈咪穿高跟鞋易使子宫下坠，膀胱受压，引起尿频和产后子宫脱垂，并会使骨盆倾斜，不利于分娩。还会影响下肢的静脉血液回流，造成孕妈咪下肢水肿加重。

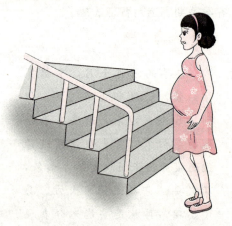

孕妈咪穿高跟鞋，会使全身的重量过多地集中在前脚掌上，造成脚趾关节过度背伸，容易引起脚弓消失，形成平足症或足痛。怀孕期间因内分泌的改变，全身骨骼都会有不同程度的骨质疏松，身体各部位的肌肉、关

节韧带和脚弓部也相应松弛。孕妈咪穿高跟鞋时,行动颇为不便,容易摔倒,有可能造成流产和早产。为了母子平安,孕妈咪不宜穿高跟鞋,尤其是怀孕3个月以上的女性千万不要忘记这一点。孕妈咪宜穿用宽松的软底鞋,如布鞋、旅行鞋等。

冬天孕妈咪穿的棉鞋最好宽松一些。在怀孕中后期孕妈咪的脚容易发生水肿,脚形发生变化,怀孕前的鞋子就显得很小。这个时期最好穿温暖舒适的布棉鞋。布棉鞋的弹性好,可以适合多种脚形。

夏天穿泡沫底凉鞋的人较多,这种凉鞋的弹性好,也比较适合脚的形状,但它存在的缺陷也很明显,即鞋底很滑,容易摔跤。因此孕妈咪在选鞋时要注意选用防滑底的鞋,以免雨天或遇到水渍时被滑倒。

在家里人们喜欢穿拖鞋,因为它具有方便、柔软等优点。孕妈咪的汗腺分泌旺盛,脚部的汗液多,穿橡胶或塑料拖鞋时有可能引发皮炎,过敏性体质的孕妈咪尤为明显。因此,孕妈咪以穿薄布拖鞋为宜。

孕妈咪能有性生活吗

现代医学把孕期分为三个时期:前3个月、中3个月和末3个月。

孕期可不可以过性生活?医学界普遍认为,女性在妊娠的前3个月里要避免性生活。因为在这期间,胎盘还没有完全形成,发育初期的胚胎在母体子宫内的附着还不牢靠,此时性交由于性冲动及性交的机械性刺激可引起盆腔充血和子宫收缩而诱发流产,尤其有流产史的女性,应绝对禁止性生活。

妊娠中期,即妊娠4~6个月,可有节制地过性生活。虽然妊娠中期,流产机会减少,但是仍须注意性交时动作不要强烈、粗暴,因为这时胎儿发育快,羊水量增多,胎膜张力也增大,若性交过多或动作强烈、粗暴,易使胎膜破裂,导致流产。

妊娠晚期,即后3个月,特别是妊娠最后1个月内,应严格禁止房事。因为这时性交极易引起子宫收缩,发生早产,同时性交还有可能将细菌带入阴道而导致感染,尤其易发生产后感染。据统计,在分娩前3个月有性交史的孕妈咪,20%可发生严重的产褥感染,在分娩前1个月内性交者,有半数可发生感染。

凡有过流产、早产史或宫口松弛的孕妈咪在整个妊娠期都应避免性生活。

哪些情况下不宜过性生活

在长达40周的孕期,绝对禁欲是比较困难的,可以适当过性生活,但必须要讲究性卫生,即保证清洁安全的性生活。性交前夫妻双方要注意清洗,尤其是手及性器官一定要清洗干净,双方均应认真清洗外阴,尤其应注意不要将手指伸入阴道,以免引起细菌感染,造成严重后果。妊娠期阴道的分泌物增多,对细菌的抵抗力减弱,如果不注意清洁卫生,极易发生感染、流产。下述情况不宜过性生活:

1. 严重早孕反应

妊娠6周左右,有严重早孕反应,如持续恶心、频繁呕吐、不能进食的孕妈咪,丈夫应予理解,要主动避免性生活。在反应期间如果勉强与妻子性交,可加重呕吐;有肾功能不全者,将会使病情加重;视网膜出血者,易加重出血。

2. 有流产危险

有阴道出血、腹痛或有流产危险和有习惯性流产的孕妈咪,不宜过性生活。

3. 疾病

患妊娠高血压综合征或有心脏病并发症的孕妈咪,均应在肉体和精神上不受刺激,不宜过性生活,并应视病情的轻重,选择分床睡觉。

4. 妊娠早、晚期

妊娠前3个月和后3个月,不宜过性生活。

5. 慢性疾病

患有各种慢性疾病不宜妊娠的女性如果已经怀孕,更要得到关心、体贴和爱护,为了孕妈咪和胎儿的健康,应尽量减少或禁止性生活。

孕期小知识

妊娠初期反复进行激烈的性行为,很容易导致流产。因为在怀孕初期胎盘尚未发育完全,胎儿不能完全附着于子宫内,如果遇到性兴奋时,则会引起子宫充血与收缩,所以须特别注意避免性行为过度兴奋。至于性交体位,初期应该不会构成问题,只要不太过激烈兴奋即可。另外,应避免对乳头等敏感部位刺激,以免造成子宫收缩。

妊娠中期如何过性生活

妊娠中期胎盘已经生长良好,与子宫紧紧相贴,随着子宫的逐渐增大,胎膜中的羊水量也逐渐增多,胎膜的张力也不断增大。此时骨盆腔及生殖器对性的刺激反应不明显,不会因性交的刺激引起流产,因此,妊娠中期过性生活是安全的。但要注意以下几点:

1. 要有节制

过性生活要有所节制,以少为宜。

2. 性交时间不要太长,也不要过度兴奋

男方要尽量控制性要求,减少性

冲动，不要将阴茎插入太深冲击子宫。

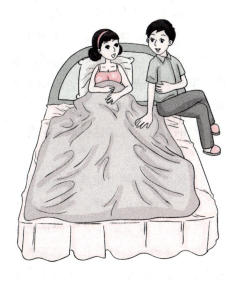

3. 避免压迫腹部

性交动作不宜强烈和粗暴，避免压迫孕妈咪腹部，否则会产生严重的后果，如胎膜破裂。胎膜破裂不仅会因羊水流失后导致胎儿在宫内缺氧，影响胎儿发育，而且易导致宫内感染，重者可造成死胎，轻者会影响婴儿后天身体及智力发育。有时可能会导致脐带脱垂，使胎儿血液循环和氧气供应中断而死于腹内。还可能导致早产，早产儿对细菌病毒的抵抗力弱，病死率高。因此，要注意选择合适的性交姿势，可采取侧位或后位性交体位，这样不易造成对胎儿的直接影响，以避免压迫和冲撞孕妈咪的腹部造成不良后果。

妊娠晚期如何过性生活

妊娠晚期，尤其 8 个月时，胎儿已逐渐长大，子宫肌肉很容易发生收缩，此时过性生活，易导致早产，尤其是在产前的 1 个月，应严格禁止性生活。孕 8 个月之后应逐渐减少性交次数，从第 9 个月开始禁止性生活，但若孕妈咪一切正常，也可以从第 10 个月再禁止性生活。总之，在妊娠晚期，一定要谨慎从事，最好是禁止性生活。妊娠晚期性生活必须注意：

1. 性生活的姿势

不能压迫孕妈咪的腹部尤为重要，故以背后插入为好。

2. 必须防止病菌感染

平时阴道内有乳酸菌保持阴道的酸性，可防止侵入的细菌生长繁殖，而怀孕后期，阴道分泌大量的碱性分泌液，使阴道内乳酸菌活动减弱，有害细菌如大肠杆菌或其他化脓菌易侵入，引起炎症。男性的性器官，其尿液和精液从同一个管口排出，精液内很可能带有大肠杆菌，性交时易把病菌带入阴道。同时，除了性交时孕妈咪的腹部被压是造成早产的诱因外，精液中的前列腺素也可引起子宫平滑肌收缩，诱发早产。

3. 注意手卫生

手指带有细菌，用手爱抚是有危险的，有可能将细菌带入阴道内，发生感染，这是夫妻双方都须注意避免的。

4. 当心弄破胎膜

怀孕10个月时，子宫口便开始扩张，胎儿仅由薄薄的胎膜包裹着，因此，性生活时的刺激就有可能弄破胎膜，造成破水而早产。

5. 防止损伤阴道壁

在妊娠晚期，阴道壁非常柔软，极易损伤，若性交时动作剧烈，就有可能损伤阴道壁，造成阴道破裂出血。

总之，在妊娠晚期，一定要节制性生活，特别是进入妊娠第10个月及产后1个半月应绝对禁止性生活。为避免此期间的性欲刺激，采取夫妻分床是较科学的。

为什么提倡孕妈咪边怀孕边工作

只要是健康的孕妈咪，选择边工作边妊娠是明智的，工作可以带给孕妈咪乐观的情绪，又可以带给胎儿积极的生活态度，更重要的是，减少休假时间，可以使再回到工作岗位的不适应减少到最低限度。孕期工作可以大大减少孕妈咪独自闷在家中胡思乱想。有些孕妈咪整天待在家里看电视，一会儿担心自己的孩子生出来会唇裂，一会儿又担心孩子得脑瘫等。可以说这些都是没有理由的闲愁，只会给自己增加心理负担。长久下去还可能真的影响孩子出生后的性格健康。但是，上班就不同了，当同事们表扬你"气色很棒""一定能生个漂亮聪明的宝宝"时，这些胡思乱想不知不觉就会消失。

在怀孕中后期上班族孕妈咪要格外关注一下自身的健康。特别是怀孕5个月以后，腹中胎儿进入快速生长期，从母体汲取的钙质和其他营养越来越多，如果母体的供给跟不上，孕妈咪们很容易出现牙齿松动、指甲变薄变软、梦中盗汗及小腿抽筋等现象。此时，除了正常的补钙之外，如果孕妈咪的座位是在背阴面，最好调换到向阳面，常常接受阳光照射可以预防孕妈咪缺钙。在孕中期以后，有些孕

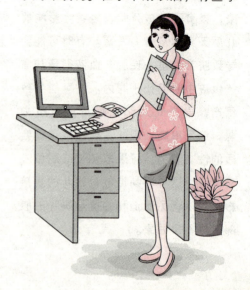

妈咪小腿开始出现水肿，其原因一个是肾脏负担加重，另一个原因是体重增加带来的负荷，这时可在座位前放个小凳或木箱，借以搁脚，帮助脚部的体液回流，减少水肿的出现。此外，很重要的一点是，无论工作多忙，都不要忘了与宝宝交流，这对于宝宝来说，会感受到一种非同寻常的安全感。5个月以后的胎儿已对母亲的声音有所认知，如果你以摩挲腹部的方式让宝宝配合你的抚摸，他会很配合你。需要特别注意的是，要在工作中控制自己的情绪，不要长时间处在偏激、焦虑和愤怒之中，否则可能会使胎儿"感染"上某种焦虑偏执的气质。

温馨提醒

在怀孕以后继续上班工作的孕妈咪，要承担往返上班、工作和家务三重重担，这并不是一件很容易的事情。怀孕后继续上班的和不上班的孕妈咪相比，前者流产和早产的，要比后者多很多。另外，妊娠高血压综合征、早期破水、胎盘早剥、阵痛微弱和未成熟儿等异常现象，也均较家庭主妇多些。因此，已怀孕的女性如继续同往常一样劳动或工作，不仅危险性大，异常率也较高。不论在城市或农村，建议孕妈咪的社会劳动量要比平日减少一半才好。

孕妈咪如何去上班

为了能在健康的状态下迎接分娩，让我们来研究一下继续上班工作的孕妈咪需要知道的一些生活常识吧！

孕妈咪上班时应稍早一点从家中出来，不要着急，慢慢走。严禁急急忙忙地上下地铁车站的楼梯，或是跑着过人行横道线。雨天、雪天更要特别注意，不要滑倒了。

乘公共汽车和电车，即便是绕点儿远，也要选择人较少的路线。另外，与公共汽车相比，还是电车摇晃得少些，可以放心些。如果家附近有始发站的公交车，则应尽量乘那样的车往返。如能与丈夫一起上下班，那就更安全了。

当然，如能允许错开上下班时间，避开上下班高峰，对防止流产是有利的。但这要由工作单位来决定。如能得到许可，请务必这样做。

上班族孕妈咪如何自我保健

女性怀孕后如果还需继续上班工作。那么就应该注意以下问题：

1. 上班常见注意事项

如果在比较紧张的工作当中自感疲劳，就要争取适当休息数分钟或半小时；条件允许的话，应到屋外或阳台上呼吸新鲜空气。做事务性工作者，不要长时间保持一种姿势，应经常改变工作体位，活动胳膊、腿，以解除疲劳。商场售货员不要长时间从事站立工作，应经常坐坐，随时注意休息。长时间坐着工作，应在脚下垫一个小凳，抬高下肢，防止下肢水肿。不要突然站起，一切动作都应缓、慢、稳。定时大、小便，不要憋尿。

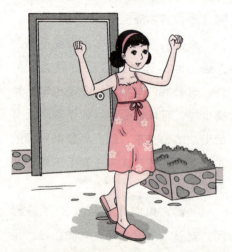

2. 注意休息

充分利用午休和其他休息时间休息，也可在户外晒晒太阳，或做点轻微运动，以放松身体。

3. 定期产检，防止并发症

无论工作多忙，时间多紧，也必须按规定日期前往医院进行产前检查，不可掉以轻心，以免遗漏妊娠并发症，做到早发现、早治疗。

4. 少做家务

根据身体情况少做家务，可让丈夫和家人多承担家务劳动，有利于顺利安全地妊娠、分娩。

5. 保证睡眠

孕期要保证足够的睡眠时间，1天不少于8小时，双休日可适当延长睡眠时间。

6. 注意补充营养

坚持吃早餐，也可准备些点心带在身边，饥饿时随时可吃；午餐不可太简单，最好自带饭盒，若在外吃饭，除米、面等主食外，应同时食用肉、鱼、蛋等，以摄取足量的蛋白质。用方便面做午餐的方法不可取，因方便食品营养不全面。午餐后还应食用水果和牛奶，以补充维生素和矿物质营养素；晚餐尽量丰盛些。在妊娠晚期，注意不要过多摄取糖分，以防妊娠并发症，也应尽量少喝咸汤，少食辛辣调味品，以防引起水肿、流产和早产。

7. 少外出

妊娠早期和晚期要尽量注意不要外出，必须外出时，可安排在妊娠中期。外出要选择好天气，要避开交通高峰时间，外出时间不宜过长，并尽量不要一个人外出。

孕妈咪应避免哪些工作和环境

妇女怀孕后，应回避对身体不利的工作。除了注意避免劳动强度过大的工作外，还要考虑职业对胎儿的发育有无危害，必要时应调换其他的工作。为了母婴健康，孕妈咪应避免下述工作和环境：

1. 避免接触刺激性物质和有毒的化学物质

如避免接触铅、镉、汞、锰、甲基汞、二氧化碳、苯、甲苯、二甲苯、汽油等的工作。经常接触这些物质可导致流产、死胎及有可能导致孩子智力低下。

2. 避免接触农药

农药可通过呼吸道和皮肤、黏膜吸收而进入体内，易导致胎儿畸形或死胎。

3. 避免接触有放射线和电磁波的工作

包括操作电子计算机、放射科医务人员等。妊娠早期的女性最好暂时调离这些工作岗位，以免影响胎儿的正常发育。

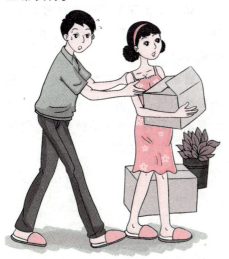

4. 避免不良工作环境

避免在高温、低温、湿度过大及有强烈噪声的工作环境下工作。

5. 避免重体力劳动和震动的工作

如搬运工作及过重的体力劳动，剧烈的全身振动或局部振动的工作，如使用风动工具及机械操作等。

温馨提醒

怀孕时应避免照射X光，无论任何原因下，如建议你照X光，你都应该说明你在怀孕期间，请他们另寻方法。若在有接受放射线照射的岗位工作，应要求在怀孕期间调离。当然，在受孕之前最好不从事接触射线的工作，确保后代不受影响。

由于噪声会对人体产生许多不良的影响，因此很多国家对生产车间或工作场所的噪声作了明确规定。为了保护女职工及其子女的健康，女性在怀孕期间应该避免接触超过卫生标准（85分贝～90分贝）的噪声。

6. 避免有危险的工作

如避免从事流水作业、登高作业，或需频繁弯腰、下蹲的工作（电焊等）。

7. 避免做不熟练的工作

如不熟练或高度紧张的工作，以及单独一个人进行的工作。

8. 避免长时间站立的工作

如售货员、电梯服务员、招待员等。即使在办公室内进行较轻松的工作，也不要长时间保持一种姿势，应定时休息，活动活动手脚。

若从事上述各种工作的孕妈咪，单位领导应尽量给予照顾，按有关劳动法酌情暂时调换工作。

孕妈咪不应再值夜班

《女职工劳动保护条例》规定：女职工怀孕期间不得延长劳动时间，一般不得安排其从事夜班劳动。怀孕女职工不能胜任原劳动的，应当根据医务部门的证明，予以减轻劳动量或者安排其他劳动。怀孕7个月以上的女职工，在劳动时间内应当安排一定的休息时间和适当减轻工作。

从怀孕开始，孕妈咪就不应再值夜班。如果所在的单位仍安排孕妈咪值夜班，可以说明情况，征得理解，不要勉强从事。在工作中，要注意劳逸结合，一旦觉得劳累，便可停下来休息。即使中午不回家，也要躺下来睡个午觉。

孕妈咪应适时停止工作

孕妈咪在怀孕期间同样可以做到怀孕工作两不误，但在投入工作的同时，千万别忘了量力而行，适时停止工作。

如果孕妈咪的工作环境相对安静清洁，危险性比较小，或是长期坐在办公室工作，同时身体状况良好，那么可以在预产期的前一周或两周回到家中，等待宝宝的诞生。

如果孕妈咪的工作需长期使用电脑，或是在工厂的操作间中工作，或是暗室等阴暗嘈杂的环境中工作，那么建议孕妈咪在怀孕期间调动工作，或选择暂时离开工作岗位，待在家中。

如果孕妈咪的工作是饭店服务人员或销售人员，或每天至少需要4小时以上的行走时间，建议孕妈咪在预产期的前两周半就离开工作岗位回到家中待产。

如果孕妈咪的工作运动量较大，建议提前一个月开始休产假，以免发生意外。

通常妊娠反应在怀孕3个月以后会自动消失，如果孕妈咪的妊娠反应一直未见好转，建议尽快到医院咨询医生，以免耽误病情。

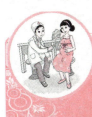

第七章
孕期营养与美食

妈妈摄入营养才能供应胎儿的需要，母体营养的好坏直接影响到胎儿的生长发育。饮食应该以合理、营养、丰富为原则，同时注意维生素、矿物质、铁、锌、钙等微量元素和叶酸等的补充。另外，铁妨碍锌的吸收，应把含这两类元素的食物分开食用。补钙在孕前就应该进行，在怀孕后继续补充。另外，要禁食辛辣刺激性的食物。

 孕妈咪的营养需求特点

有人片面地认为，多供给孕妈咪营养，仅是为了母体中胎儿生长发育的营养需要。其实，这只是加强妊娠期营养供给目的中的一个原因而已。

妊娠不是某些人想象的那么单纯、简单的生理过程。从营养的角度来看，也绝不是母体的营养加上胎儿的营养。这是因为随着胎儿的发育，母体自身也出现了一系列明显的代谢变化。大家比较熟悉的是女性在怀孕早期出现的妊娠反应，如恶心、呕吐、消化不良和便秘等，这是由于消化液分泌减少，消化道蠕动降低，胃肠道肌肉紧张力下降所致。虽然如此，女性此时对若干营养素的吸收能力反而增强，如对钙、铁、维生素 B_{12}、叶酸等的吸收力均比非孕期增强。

由于胎儿血液循环的需要，母体血容量亦随之逐月增加。从妊娠满10周开始，到32～34周达高峰。其血浆总容量约增加50%，但红细胞仅增加20%，致使血液相对稀释，出现生理性贫血。

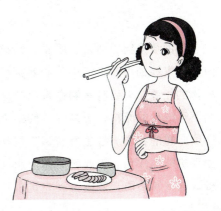

孕期热能需要量增加，虽然孕妈咪对低营养摄入有很强适应力，但必然也有一定的限度。如每天热能摄入少于 8360 千焦耳（2000 千卡），将影响到未来婴儿的出生体重。

增加营养能增强产妇体力

分娩时，产妇会有较多量的出血和大量的体力消耗。因此，在妊娠中务必正确、科学地安排好饮食。不仅要增加蛋白质、糖类（各种谷类、薯类所含淀粉、纯糖、糖果等）、脂肪、钙、铁等的供给量，而且也不能缺乏各种维生素。

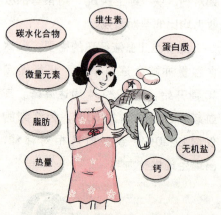

蛋白质是组成血液、肌肉、消化液和激素等的原料，而糖和脂肪则是机体的能源。无机盐是制造骨骼和牙齿不可缺少的原料，也是保持酸碱平衡所必需的物质。维生素有调节各种生理机能的作用。因此，大体上通过摄取这 5 种物质，才能得到充足、正确的营养补给。这 5 种物质仅在 1 种食物中是不可能全部得到的。

肉、鱼、蛋含有丰富的蛋白质，谷类、薯类、脂肪则主要供给能量，而蔬菜、水果等则含有丰富的无机盐类。妊娠时，特别要把这些食品很好地加以配合。必需的营养成分即便是稍有不足也是不利的。

总的来说，在妊娠中如果经常偏爱吃某些食品，而拒绝吃另外一些食品是不利于健康的。孕妈咪要检查一下自己的食谱，看看是否有偏食的情况。

孕妈咪为什么要补充叶酸

研究表明，妊娠 3 个月以内，正值胎儿神经管发育关键期。给孕妈咪补充足量的叶酸，可明显降低神经管畸形，使无脑儿与先天性脊柱裂发生率大大下降。新近研究发现，在妊娠前或孕早期补充叶酸，可使婴儿发生唇裂或腭裂的危险减少 50%，并且可降低发生早产及低体重新生儿的危险性。准备生育及处于孕早期的女性，注意摄食富含叶酸的食物十分必要。富含叶酸的食物有红苋菜、菠菜、生菜、芦笋、龙须菜、豆类、酵母、动物肝脏、苹果、柑橘、橙汁等。

叶酸是一种水溶性 B 族维生素，孕妈咪对叶酸的需求量比正常人高 4

倍。孕早期是胎儿器官系统分化、胎盘形成的关键时期，细胞生长、分裂十分旺盛，此时叶酸缺乏可导致胎儿畸形，如无脑儿，脊柱裂等，还可引起早期的自然流产。

到了孕中期、孕晚期，除了胎儿生长发育外，母体的血容量增加，乳房、胎盘发育，使得叶酸的需要量大增。叶酸不足，孕妈咪易发生胎盘早剥、妊娠高血压综合征、巨幼红细胞性贫血，胎儿易发生宫内发育迟缓、早产和出生时低体重，而且胎儿出生后的生长发育和智力发育都会受到影响。

叶酸在膳食中的来源主要是各种蔬菜、动物肝脏、蛋黄等。食物中的天然叶酸的吸收率较低，加上烹调过程中的损失，育龄女性叶酸缺乏较为普遍。初步估计大约有 1/3 的女性有不同程度的缺乏。这种状况可以通过补充叶酸制剂的方法得到纠正和改善。女性在孕前 3 个月开始，每日补充 400 微克的叶酸，是比较适宜的剂量。过量补充叶酸会掩盖维生素 B_{12} 缺乏的症状，干扰锌的代谢，引起孕妈咪锌缺乏。每日最大补充量不能超过 1000 微克，即 1 毫克。

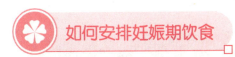

如何安排妊娠期饮食

胎儿生长所需营养都来自母体。孕妈咪必须从食物中获得足够的营养，以满足自身和胎儿生长发育的需要。

孕妈咪的进食量要适当，比平时应增加 25%，工作繁重者还可适当多吃。但孕晚期要适当控制进食量，防止营养过剩。进食过多可导致消化不良、妊娠糖尿病及妊娠高血压综合征等，尤其是脂肪过多易使分娩时发生难产。

同时要防止孕妈咪营养不良。营养不良主要是严重的早孕反应、孕妈咪偏食或因爱美而节食造成的，应注意纠正。

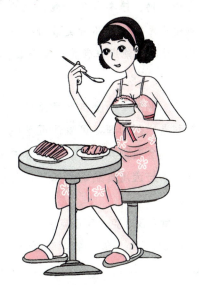

妊娠期理想的体重是在原体重的基础上增加 12 千克左右。最初 3 个月由于早孕反应可能会减少 1~2 千克。第 4 个月开始，每周体重增加不超过 350 克。最后 3 个月每周体重增加 500 克左右。若体重增加过多，应考虑是否有水肿。若整个妊娠期体重增加不到 6 千克，会导致一些不良后果，如贫血、骨质疏松，甚至可引起流产、早产，使得婴儿出生后发育不良、体弱多病、智力低下等。

温馨提醒

进入孕3月，胎儿开始快速发育，需要的营养开始增加。这个时期孕妈咪进食营养的质量，对胎儿大脑发育的影响至关重要。适当增加蛋白质的摄入，如奶、瘦肉、鱼肉等。不要过多食入不完全蛋白质，如豆类。适当增加含铁、钙、锌丰富的食物。只要对胎儿无害，食品种类最好多样化，这样才能保证营养均衡全面。

妊娠期的平衡膳食非常重要。各种营养素搭配合理，可以保证孕妈咪及胎儿的全面营养需求。孕妈咪每天的进食量与选用食品举例如下，可供参考：

主食：300克～500克。

瘦肉、鸡、鱼、虾：200克～250克。

豆类食品：100克～200克。

鲜奶：250克。

鸡蛋：1～2个。

水果：200克～250克。

糖：20克（尽量少吃，多吃会破坏膳食平衡）。

青菜：500克～800克。

孕晚期更应注意平衡膳食。因为孕晚期的营养除了维持孕妈咪自身及胎儿发育的需要外，同时还要为产后哺乳、保证乳汁的营养成分做准备。

春季如何安排饮食

春季，春回大地，气温回升，万物复苏，生机勃勃。春季饮食宜清淡，饭菜温热，品种多样，容易消化，不食油腻烹煎动火之物，不吃或尽量少吃生冷食品，多食新鲜蔬菜和水果、干果等，多食鸡、鱼、蛋、瘦肉、猪肝、豆制品等。此时需养阳，要选择一些能助阳的食品，如葱、芫荽、豆豉等。脾胃虚弱者，注意吃点姜，喝蜂蜜水。中医还主张："当春之时，食味宜减酸益甘，以养脾气，饮酒不可过多，米面团饼不可多食，致伤脾胃，难以消化。"

孕妈咪怀孕后最好不要吃罐头食品。孕妈咪可以根据季节多吃一些新鲜的水果蔬菜，鸡蛋、鱼、肉也要买新鲜的。

夏季如何安排饮食

夏季，万物茂盛，气候燥热，

酷暑多雨，人们的食欲降低，消化力也减弱。因此，饮食应以清淡质软、易消化为主，少食高脂厚味及油腻辛甘燥烈之物，以免过分伤阴；多食清凉消暑、甘酸清润之品。清淡的饮食能清热、祛暑、敛汗、补液，还可增进食欲。但不宜过食生冷、寒凉之物，这对孕妈咪尤为重要。在夏季，常食绿豆粥，有解热毒、止烦渴的作用；多吃新鲜蔬菜瓜果，如西红柿、西瓜、黄瓜、苦瓜、冬瓜、丝瓜、乌梅以及豆制品等，既能保证营养，保持钾钠平衡，又能保持身体对蛋白质和多种维生素的需要，还能预防中暑。夏天气温高，食物容易腐败变质，因此要特别注意饮食卫生，防止食物中毒及肠道传染病的发生。

秋季如何安排饮食

秋季，天气凉爽、干燥，瓜果成熟，草木萧条，是阳气收敛下降的季节，人们的食欲也逐渐提高。秋季饮食宜清淡，少食煎炸之物，多食新鲜蔬菜水果，蔬菜宜选用大白菜、冬瓜、黄瓜、白木耳；肉类可食鸭肉、鱼等；多食酸味水果，如柑橘等。秋季降雨较少，空气干燥，应多喝水、豆浆及牛奶；多吃些萝卜、莲藕、梨、香蕉、蜂蜜等润肺生津、养阴清燥的食物；尽量少食或不食葱、姜、蒜、辣椒、烈性酒等燥热之品，以及油炸、肥腻之物；宜多食芝麻、核桃、糯米、粳米、蜂蜜、甘蔗、菠萝等柔润食物。要特别注意"秋瓜坏肚"，立秋之后不论是西瓜还是香瓜、菜瓜，都不能任意多吃，否则会损伤脾胃。

冬季如何安排饮食

冬季，万物生机潜伏，气候寒冷，虽宜热食，但燥热之物不可过食。冬季常易鼻干唇干、口渴咽干、皮肤干燥，易患风湿、感冒、咽炎等疾患，应多食养阴生津的食物，如梨、冰糖、银耳、沙参、鸭肉等；应多吃滋阴润燥、清心安神的食物，如芝麻、豆制品、蜂蜜、土豆、白菜、胡萝卜、油菜、绿豆芽、荸荠、雪梨、龙眼肉、苹果、香蕉、葡萄，以及莲子、山药、白扁豆、藕、黄鳝、栗子、胡桃、花生、红枣等。冬季饭菜口味可适当浓重一些，有一定的脂类，如炖肉、熬鱼等。红色果蔬，如红苹果等，含有较多维生素C，可抵抗感冒病毒，加速感冒康复，应常食。此外，冬季饮食还要"少辛增酸"，少辛指少吃辛辣食物，如葱、姜、蒜、韭菜等；增酸是指适当多吃有酸味的水果，如杨桃、柚子、柠檬、广柑等。在冬季还应食用黑色食品如黑米、黑豆、黑芝麻、黑木耳、黑枣、黑菇、魔芋、乌骨鸡、乌龟、乌贼鱼、海带、紫菜等，食用黑色食品，能够益肾强肾，增强人体免疫功能。对孕妈咪而言，冬季也是饮食进补的最佳时机，可经常吃些益气助阳的食物，如大虾、鸡汤等食物。在冬季切忌食黏硬、生冷食物。

为什么孕妈咪要多饮水

孕妈咪要负担自身及胎儿的代谢任务，新陈代谢旺盛，主要表现为心跳加速、呼吸急促、容易出汗、排泄增加等，机体的物质消耗量大大增加。因此不能忽略饮水。

孕妈咪的阴道分泌物增多，给细菌繁殖创造了有利环境。女性尿道口距阴道口很近，易被细菌污染。饮水量不足会使尿量减少，不能及时冲洗尿道，细菌很容易进入尿路，导致尿路感染，重者可损害肾脏。多饮水、多排尿有助于保持泌尿系统洁净。部分孕妈咪会因便秘导致痔疮和脱肛，过度用力排便还会增加流产和早产的可能。多饮水能及时补充丢失的体液，治疗便秘、防止脱肛，是减少流产、早产的有效方法。

是否需要饮水，单以口渴与否来衡量是靠不住的。因为人感到口渴时已缺水十分明显，再者，人的个体差异很大，对缺水的耐受性不尽相同。如不渴就不饮水，就会一直处于缺水状态中。当然，饮水过量也会增加身体负担，不能从一个极端走向另一个极端。正常成人每昼夜尿量是1000毫升～2000毫升，孕妈咪每日的饮水量和尿量都稍多于一般人。孕妈咪每日的饮水量应以保证尿量不少于2000毫升为佳，故每日约需摄入水分3000毫升左右。可根据季节及自身情况加以调整。通常饮用白开水就可以了，不习惯者可饮淡茶水、糖水或果汁兑水。便秘者最好适量饮用蜂蜜水。不可过量饮用浓茶和咖啡等。

为什么孕妈咪要多吃鱼

要想宝宝在胎内发育好，孕妈咪的营养很重要。膳食要富含蛋白质、维生素、无机盐，摄入的热能要足够。由于胎儿发育需要的营养是全面的，因而孕妈咪的营养也要全面，不要挑食、偏食，应该平衡膳食。

鱼肉富含蛋白质，远远高于肉类，鱼肉含有人类所需要的各种必需氨基酸，属优质蛋白，而且易消化，其消化率高达85%～95%。鱼还含有丰富的维生素A、维生素D，无机盐含量高，钙、磷、铁、锌、碘、钾、镁等含量均较高。鱼的脂肪含量不多，但质量高。其他动物脂肪多是饱和脂肪酸，而鱼油多为不饱和脂肪酸，不仅可以预防心血管病，而且有利于神经系统发育。因此，孕妈咪应多吃鱼。

近年来研究发现，鱼油中大量的多烯不饱和脂肪酸具有健脑、补脑、促进智力发育的作用。这些多烯不饱和脂肪酸，人体不能自身合成，必须从食物中摄取，属必需脂肪酸。这些营养物质由于具有特异的健脑和补脑作用，被称为"脑黄金"。

脑细胞发育有两个高峰期，一个是孕早期（孕10～18周），另一个是孕晚期至宝宝出生后2周岁。这两个时期脑细胞分裂、增长迅速，需要的营养物质多。因此，孕妈咪多吃鱼对胎儿脑发育有极大的好处。

母体约需要贮存钙50克，其中供给胎儿30克。母体如钙摄入不足，胎儿需要时会从母体的骨髓、牙齿中夺取，以满足生长的需要。这样就使母体血钙降低，发生小腿抽筋或手足抽搐。

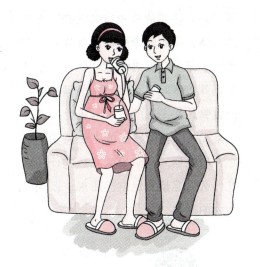

许多因素会影响母体对钙质的吸收。营养学家认为，孕妈咪补钙的最好方法是每天喝200克～400克牛奶。研究发现，牛奶中的钙最容易被孕妈咪所吸收，而且磷、钾、镁等多种无机盐的比例也十分合理。每100克牛奶中含钙约120毫克。

 ## 为什么孕妈咪要多喝牛奶

怀孕是母体的一个特殊生理调整过程。一个微小的受精卵，在280天左右长成一个3000克～3500克重的胎儿。在整个妊娠期，

 ## 孕早期的营养要求

孕妈咪在怀孕的数月中，要保证自己的血液中含有足够的矿物质、维生素和其他营养物质，以满足孕期不

同阶段对营养的需求。

胎儿在母体中的头2个月被叫做"胚胎",此时是胎儿各器官系统分化成形的重要时期。在此期间,很多孕妈咪会出现妊娠初期反应,因此,应在膳食、烹调方面多加注意,忌吃油腻食物,常吃清淡爽口的食物。可根据口味,吃些略带酸味的食物,以刺激胃酸分泌,促进食欲。呕吐严重的孕妈咪应多吃些蔬菜、水果等呈碱性的食物,并多服一些B族维生素和维生素C,以减轻妊娠的不适感觉。总之,在此期间,孕妈咪应想吃什么就吃什么,尽量满足自己所求,以保证体内的需要。

此期胚胎生长较缓慢,孕妈咪的热量需要增加不明显,基本保持妊娠前所需的热能。热能来源主要为粮谷类食物,应占热量供给的60%~70%。

2. 蛋白质

蛋白质的需要量与妊娠前无明显改变。由于消化系统功能的改变,蛋白质食物主要来源应靠植物类及豆制品类,另外,可选食乳制品。

3. 无机盐及维生素

无机盐及维生素与孕前无明显改变,突出需要补充的是水溶性维生素,特别是B族维生素和维生素C,以便调节孕早期消化功能的改变,减少妊娠不适症。应选食粗粮、干果、坚果及动物内脏等富含B族维生素的食物以及新鲜蔬菜和水果。

❀ 孕中期的营养要求

到了妊娠中期,由于早孕反应的消失,食欲逐渐恢复,消耗的热量和所需要的蛋白质比正常人增加10%~20%。胎儿体重增加显著,每日可增加10克左右(是早期妊娠时的10倍),同时骨骼、牙齿、各器官都在不断地发育。胎儿的智力取决于大脑的功能,而大脑功能的优劣,与蛋白质、磷脂、脂质、微量元素、糖和维生素等有关。为了满足孕妈咪和

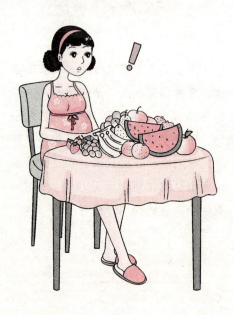

1. 热量

此期处于机体调节阶段,主要是消化系统功能改变,消化液分泌减少。

宝宝的营养需要,此期营养要注意以下几个问题。

1. 热能

此期孕妈咪的子宫、乳房、胎盘迅速发育,胎儿正在形成牙齿、骨骼、五官和四肢,均需充足的热能,特别是脑组织的发育更需要热能。有资料报道,胎儿此期脑的重量仅为体重的2%,但所消耗的热能为全身的20%,故此期给予充足的热能极为重要。热能主要来源于糖类,可选食杂粮及薯类,如大米、面粉、小米、玉米、红薯等搭配食用。谷类提供的热能占60%为宜。

2. 蛋白质

此阶段应增加充足的蛋白质,以保证孕妈咪子宫、乳房发育。应首先选用优质蛋白质,如豆类及豆制品、口蘑、冬菇、动物血、瘦肉、乳品、鱼类及蹄筋类。在蛋白质的总摄入量中,动物蛋白、植物蛋白各占50%,其中豆类蛋白最好能占20%。

3. 脂质

此期间应选食富含脂类的食物,如粮谷类的小米、玉米等;干果类的如核桃仁、芝麻、花生、南瓜子、栗子等;蔬菜类的如黄花菜、香菇等;水产品的如海螺、牡蛎、虾、海带、紫菜等;家禽类的如鸭、鹌鹑等。

4. 纤维素及果胶

预防此期因子宫及胎儿的迅速增长而压迫直肠所引起的便秘,饮食中应增加富含纤维素及果胶的食物,可食用蒜苗、雪里蕻、香菜、韭菜、油菜、芹菜、海棠、沙果等。

5. 无机盐和维生素

此期须注意补充钙、铁两种无机盐。可以根据专家推荐的标准安排每日的饮食:米或面500克,鲜绿叶蔬菜500克,其他蔬菜250克,鸡蛋2个,鱼肉或动物肉100克,豆类或豆制品100克,另加一些水果和乳制品。

孕晚期的营养要求

妊娠后期胎儿需要在体内储存一定量的营养为出生婴儿独立生活做好准备。孕妈咪分娩时消耗体力,也需要大量营养,所以此时孕妈咪需要补充丰富的营养。如果在这个时期营养摄入不足,孕妈咪会发生贫血、水肿、手足抽搐等症状。对胎儿来说影响更大。营养不良造成胎儿出生时低体重,新生儿死亡,大脑发育也受到影响,使脑神经数量减少。据统计,营养不良的胎儿到学龄前约有30%出现神经或智力不正常现象,如反应迟钝,记忆力差等。

8~10个月,胎儿生长特别快,需要储存的营养素也特别多,此期是胎儿骨骼发育的重要时期,胎儿体重的一半是在这个阶段增加的。因此，此期要常吃营养价值高的动物性蛋白食品，尤其要补充足够的钙、磷、铁等。人乳中含铁量少，胎儿需要带够出生后6个月的铁，供出生后使用。

贴心叮咛

每天清晨孕妈咪要空腹喝一杯白开水或矿泉水。

一定要吃早餐，而且保证质量。早餐应主副食搭配，干稀搭配。午餐要丰盛。晚餐要尽量食用易消化的食物。

定时用餐，三餐之间最好安排两次加餐，进食一些点心（饼干、坚果），饮料（牛奶、酸奶、鲜榨果汁等）、蔬菜和水果。定量用餐，按时用餐，不挑食、不偏食，少去外面就餐。

果类蔬菜与叶类蔬菜搭配，根类蔬菜和叶类蔬菜搭配，红色、紫色或黄色蔬菜和绿色蔬菜搭配。

孕妈咪进餐时应保持心情愉快，家中餐厅温馨幽雅有助于增进食欲，同时保证就餐时不被干扰。

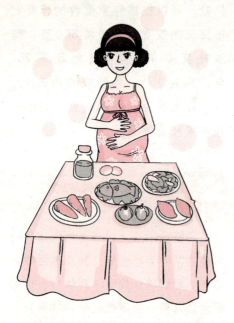

由于胎儿的增大，孕妈咪肠道受压，很容易发生便秘而诱发痔疮。因此，孕妈咪应多吃富含纤维素的绿叶或根茎类蔬菜。同时，忌过多地吃脂肪或淀粉类食品，以免胎儿过胖而造成难产。

营养原则是食品多样化、量适当、质量高、易消化、低盐（食盐量应控制在每天7克以下）、低脂；适当控制饮水量，但饮水次数不能减少；注意晒太阳，可促进合成维生素D，有利于钙的吸收。

 大豆食品的保健作用

豆类是重要的健脑食品，如果孕妈咪能多吃些豆类食品，将对胎儿大脑十分有益。

大豆中含量相当高的氨基酸和钙正好弥补米、面中这些营养的不足。又如脑中极为重要的营养物质谷氨酸、天冬氨酸、赖氨酸、精氨酸在大豆中的含量分别是米中含量的6倍、6倍、12倍、10倍，可见其含量之高，对健脑作用之大。

大豆中蛋白质占40%，不仅含量高，而且多为适合人体智力活动需要的植物蛋白，也有利于健脑。

大豆含脂肪量也很高，约占20%，在这些脂肪中油酸、亚油酸、亚麻酸等优质不饱和脂肪酸较多。

此外，大豆中每100克含铁9.4毫克，磷570毫克，维生素B_1 0.85毫克，维生素B_2 0.30毫克，烟酸2.2毫克。这些营养物质也都是智力活动所必需的。

所以，孕妈咪宜多吃大豆和大豆制品，如豆豉、豆腐、豆浆、豆腐皮、腐竹、豆腐干等。

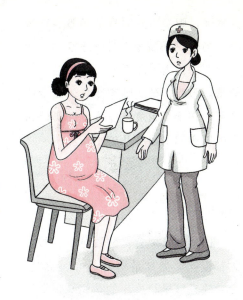

病毒乘虚而入，引起嗓子痛哑、咳嗽、头痛等，严重时还能引起上呼吸道感染或诱发扁桃体炎等。

 孕妈咪忌食冷饮

有的女性怀孕后由于内热喜欢吃冷饮，这对身体健康不利。

孕妈咪在怀孕期胃肠对冷热的刺激非常敏感。多吃冷饮能使胃肠血管突然收缩，胃液分泌减少，消化功能降低，从而引起食欲降低、消化不良、腹泻，甚至引起胃部痉挛，出现剧烈腹痛现象。

孕妈咪的鼻、咽、气管等呼吸道黏膜往往充血并有水肿，如大量贪食冷饮，充血的血管突然收缩，血流减少，可致局部抵抗力降低，使潜伏在咽喉、气管、鼻腔、口腔里的细菌与

贴心叮咛

开水经过煮沸消毒后清洁卫生，饮用开水是孕妈咪补充水分的主要方法。

孕妈咪不要喝生水，以防腹泻或感染其他疾病。

矿泉水中含有许多微量元素，可以经常饮用。

市场供应的许多饮料含糖分高，不宜多饮。

夏天吃西瓜既可补充水分，也可补充一些矿物质，又可消暑解热。

除引起孕妈咪发生以上病症外，多吃冷饮胎儿也会受到一定影响。有

人发现，腹中胎儿对冷的刺激也很敏感。当孕妈咪喝冷水或吃冷饮时，胎儿会在子宫内躁动不安，胎动会变得频繁。因此，孕妈咪吃冷食一定要有节制，切不可因贪吃冷食，而影响自身的健康和引起胎儿的不安。

孕妈咪忌多吃山楂

山楂开胃消食，酸甜可口，很多人都爱吃，尤其是对有恶心、呕吐、食欲缺乏等早孕反应的孕妈咪，更愿意吃些山楂或山楂制品，调调胃口，增强食欲。但是，要知道山楂虽然可以开胃，但孕妈咪多吃不利。

研究表明，山楂对孕妈咪子宫有兴奋作用，可促进子宫收缩，倘若孕妈咪大量食用山楂和山楂制品，就有可能刺激子宫收缩，进而导致流产。尤其是以往有过自然流产史或怀孕后有先兆流产症状的孕妈咪，更要忌食山楂食品。

孕妈咪忌多服补品

有不少怀孕的女性，在孕期经常吃些人参、桂圆之类的补品，以为这样可使胎儿发育得更好，将来能生一个既健康又聪明的小宝宝。其实，这类补品对孕妈咪和胎儿都是利少弊多。

人参属大补元气之品，女性怀孕后久服或用量过大，就会使气盛阴耗，阴虚则火旺，即"气有余，便是火"。名医李时珍在明代就指出："人参甘温助气，气属阳，阳旺则阴愈消"。说明服人参不当，亦致阴虚阳亢。此外，服用人参过多可产生抗利尿作用，易引起水肿。由此可见，孕妈咪滥用人参，容易加重妊娠呕吐、水肿和高血压等现象，也可促使阴道出血而导致流产。从胎儿来看，胎儿对人参的耐受性很低，孕妈咪服用过量人参有造成死胎的危险。

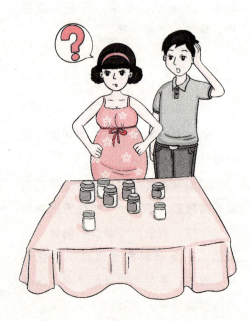

桂圆中含葡萄糖、维生素、蔗糖等物质，营养丰富，也是滋补品。女性怀孕后，阴血偏虚，阴虚则滋生内热，因此孕妈咪往往有大便干燥、口干而胎热、肝经郁热的症候。中医一贯主张胎前宜清热凉血。桂圆甘温大热，孕妈咪食后，不仅不能保胎、营养胎儿，反而易出现漏红、腹痛等先兆流产症状。

除了人参、桂圆外，还有鹿茸、鹿胎胶、鹿角胶、胡桃肉、胎盘等也属温补助阳之品，孕妈咪亦应忌服。如果有需要，也应在医生指导下服用。至于其他补品，孕妈咪可本着"产前宜凉"的原则酌情选用清补、平补品。若孕妈咪脾胃功能良好，食欲正常，没有恶心、呕吐和腹泻，适量服用阿胶，有利养血安胎。总的原则是，加强孕妈咪饮食，增强营养，不要轻易服用补品。

孕妈咪忌多吃刺激性食物

刺激性食物主要是指葱、姜、蒜、辣椒、芥末、咖喱粉等调味料和蔬菜。这些食物用于调味或做菜，可以促进食欲、促进血液循环和补充人体所需的维生素、微量元素（如锌、硒）等。葱、姜、蒜少量作调味料，而且制熟后食用，其辣性大大减弱，因而对人体的刺激也会大大减轻。甜辣椒因没有辛辣之味，制熟食也无妨，但辣椒、生葱、生姜、生蒜以及芥末、咖喱辛辣过重，孕妈咪不宜食用。

食用刺激性食物会导致辛辣物质随母体的血液循环进入胎儿体内，给胎儿不良刺激。从孕妈咪身体说，怀孕后大多呈现血热阳盛的状态，而这些辛辣食物从性质上说都属辛温，而辛温食品会加重血热阳盛的状态，使体内阴津更感不足，会使孕妈咪口干舌燥、生口疮、心情烦躁等症状加剧。这样，自然不利于胎儿的正常发育。

孕妈咪便秘如何进行饮食调养

便秘是指食物残渣在肠内滞留时间太长（一般超过24小时），所含水分大多被吸收，粪质过于干燥坚硬，正常的排便频率消失，出现排便困难。孕妈咪的子宫逐渐增大，在腹腔占据一定空间，可将胃推向上方，肠管则被推向上方两侧。此外，胎盘分泌大量性激素，使肠道蠕动减弱，粪便在大肠内停留时间延长、水分被吸收，极易出现便秘。

不存在器质病变的便秘者，可采用饮食调控的方法进行治疗，如增加膳食纤维的摄入。每日吃1顿粗粮，多吃蔬菜、海藻类、魔芋食品，鼓励孕妈咪多饮水。晨起空腹饮1杯淡盐水，对防治便秘会非常有效。维生素B_1可保护胃肠神经和促进肠蠕动，应多吃些富含维生素B_1的食物，如粗粮、麦麸、豆类、瘦肉等。适当食用莴笋、萝卜、豆类等产气食物，刺激肠道蠕动，利于排便。适量增加运动,尤其锻炼腹肌力量,既增加产力又可防治便秘。不吃或少吃刺激性食物或调味品。尽量不要采用药物来通便,防止引发流产等不良反应。

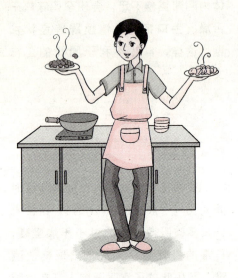

食用的绿色蔬菜不宜太嫩,仅去头即可。水果中香蕉、苹果、梨及桃等,均可预防和治疗便秘。在这些食物中都含有丰富的纤维素,纤维素进入肠道可像海绵一样吸水,使粪便体积增加和湿润,有利通便。另外,蒸红薯、豆类也有此功效。洋葱、萝卜、蒜苗、生黄瓜等可在肠道中产生气体从而增加肠蠕动,这些食物均是预防和治疗便秘的好食材,可多食用。但有些食物却可能起到相反的作用,如辣椒、姜、糯米、山药、芡实等,可使大便干结,从而加重便秘。

患了便秘以后,可饮蜂蜜水。蜂蜜一汤匙,用热开水(不超过70℃)稀释后饮下,最好在睡前饮用。便秘严重时可在早上空腹饮。早上空腹吃香蕉和鸭梨1~3个,不要马上吃饭,可收到较好效果。

孕妈咪吃红糖有什么作用

红糖是未经提纯的蔗糖,其中保存了许多对孕妈咪、产妇有益的成分。据分析,100克红糖中含钙90毫克,含铁4毫克,钙的含量比白糖高2倍,铁的含量比白糖高1倍。此外,红糖还含锰、锌等微量元素以及胡萝卜素、维生素B_2和烟酸等,这些营养物质对孕妈咪很有利。

红糖性温,味甘,具有益气补血,行血活血,缓经止痛,健脾暖胃,化食散热的功效,这些作用对孕妈咪、胎儿都有益处。所以,孕妈咪吃红糖对身体有益。

孕妈咪吃玉米有何作用

有些孕妈咪认为玉米没什么营养,所以不吃玉米,其实这种认识是错误的。玉米对胎儿有很好的健脑作用。

玉米中含蛋白质、脂肪、维生素和矿物质都比较丰富。它特有的胶质蛋白占30%,球蛋白和白蛋白占20%~22%,尤其黄玉米含有较多的维生素A,这些营养物质对人的智力、视力都有好处。玉米脂肪中的维生素E较多，对防止细胞氧化、抗老有益。玉米中粗纤维多，食后宽肠，有利于消除便秘，有利于肠的健康，也间接有利于智力的开发。有一种甜玉米，蛋白质的氨基酸组成中以健脑的天冬氨酸、谷氨酸含量较高，脂肪中的脂肪酸主要是亚油酸、油酸等不饱和脂肪酸。这些营养物质对智力发展有利。

玉米是健脑食品，孕妈咪多吃玉米对胎儿健脑比吃大米更有利。

贴心叮咛

含碳水化合物丰富的植物食品有玉米、黄豆、绿豆、赤豆、白扁豆、土豆、白薯、蚕豆、卷心菜、洋葱、紫菜等；富含碳水化合物的动物食品有肉松、奶粉、牛奶、酸奶等。含蛋白质丰富的食物有鱼、肉、奶、蛋、禽和豆制品。脂肪多存在于动物油、植物油、肉类中。

孕妈咪为何应多吃瘦肉

人体较易吸收各种动物的瘦肉和肝脏中含的铁，吸收率约为20%；而对一些谷类食物中的铁吸收率只有百分之几。所以，孕妈咪应该多吃瘦肉。

另外，动物肌肉中存在着能促进非动物铁吸收的物质，对食物中的非动物铁有促进吸收作用。若单独吃玉米膳食，则铁的吸收率只有2%，而与牛肉共食，铁吸收率就能达到8%。孕妈咪在孕期铁的需要量骤增，共需铁约1000毫克，这是很难从一般饮食中得到满足的。因此，孕妈咪多吃些瘦肉、肝脏和动物血，不但可补充大量的铁和促进非动物铁的吸收，而且还可以补充必需的动物蛋白质，从而较快地提高孕妈咪的血红蛋白水平，改善或防止贫血。

一般从孕中期开始，孕妈咪妊娠反应逐渐消失，食欲好转，胃口大开，此时胎儿进入生长发育阶段，向母体摄取营养量大大增加。所以孕妈咪应充分补充营养。

孕妈咪每天的饮食应包括粮食、肉类、蔬菜、水果、牛奶及豆制品等，这些食物可供给孕妈咪、胎儿所需要的各种营养素，保持营养均衡。例如孕妈咪每天的食谱可以这样安排：

1. 孕早期

起床后：话梅或柑橘。

早饭：面包100克、海带汤、1个煮鸡蛋。

上午10时：牛奶200毫升、小饼干20克。

午饭：米饭200克、鸡块、排

骨、炒青菜、西红柿鸡蛋汤。

午点：苹果1个、瓜子、花生等。

晚饭：米饭150克、鱼200克、炒青菜、紫菜汤、香蕉1个。

睡前：酸牛奶。

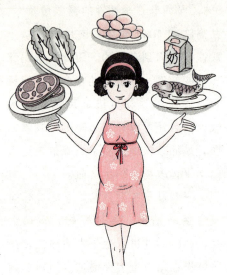

2. 孕中期

早饭：牛奶250毫升、鸡蛋2个、红枣糯米粥。

上午10时：苹果1个。

午饭：米饭或馒头200克、牛肉50克、新鲜青菜、海米冬瓜汤。

午点：鸭梨1个。

晚饭：米饭150克、瘦肉50克、黄瓜鸡蛋汤、蚌肉、炒豆腐、炒青菜。

晚点：水果、酸牛奶。

3. 孕晚期

早饭：豆浆250毫升、鸡蛋1个、芝麻烧饼1个。

上午10时：苹果1个。

午饭：米饭或馒头150克、鸡肉50克、新鲜青菜、西红柿炒鸡蛋。

午点：水果。

晚饭：米饭100克、肉末蒸蛋、猪肉海带白菜、炒豆腐、炒青菜。

晚点：水果、酸牛奶。

孕妈咪应尽量粗细、荤素食品搭配，不吃辛辣食物。

孕早期营养食谱举例

鸡蛋莲子汤

【原料】莲子100克，鸡蛋1个，冰糖适量。

【制作】莲子洗净，加3碗水煮，大火开后转小火煮约20分钟，至莲子软烂，加冰糖调味。

将鸡蛋去壳入碗中，搅拌均匀，入莲子汤煮滚即可食用。

【特点】香甜可口。

【功效】养心除烦，安神固胎。

蒜香茄子

【原料】茄子200克，西红柿100克，大蒜、植物油、老抽、盐、糖各适量。

【制作】茄子洗净切块，用油炸。

将整瓣大蒜炒香，加入西红柿，煸炒至有红油浸出，再加入炸好的茄子块，加老抽、盐、糖等调味即可。

【特点】蒜香浓郁，咸鲜可口。

【功效】营养丰富，消肿止疼。

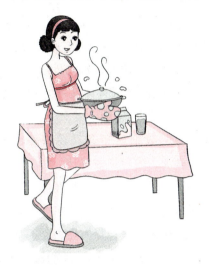

香椿拌豆腐

【原料】香椿芽100克，豆腐200克，盐、香油各适量。

【制作】香椿芽洗净，用开水烫一下，切成细末。

豆腐切丁，也用开水烫一下，用汤匙碾碎，加入香椿芽末，用盐、香油拌匀即可。

【特点】软嫩可口，气味芳香。

【功效】可补充维生素、矿物质。

银耳豆苗菜

【原料】银耳100克，豆苗50克，盐、鸡精、料酒、水淀粉、鸡油各适量。

【制作】将银耳用温水充分泡发，去根洗净，用沸水浸烫一下，捞出。豆苗取其叶，洗净用沸水焯熟。

锅置火上，放入适量清水，下盐、鸡精、料酒，调好味，放入银耳，炒2～3分钟，用水淀粉勾芡，淋上鸡油，翻炒后入盘中，撒上豆苗即成。

【特点】色泽悦目，清爽脆嫩。

【功效】银耳营养丰富，有利于胎儿中枢神经系统的发育，可提高孕妈咪的免疫功能。

红烧鲤鱼

【原料】鲤鱼1条，火腿30克，香菇2朵，竹笋半个，糖、香油、植物油、鸡精、胡椒粉、酱油、水淀粉各适量。

【制作】将香菇泡软，火腿切片，竹笋去壳，洗净，切成薄片，鲤鱼宰洗干净，身上斜切刀口，放入热油锅中略炸，盛出，沥干备用。

锅中倒油烧热，放入火腿、香菇及竹笋炒香，加入鲤鱼，烹入糖、酱油、香油、鸡精、胡椒粉，烧开，改小火烧至汤汁快收干，加入水淀粉勾芡即成。

【特点】味道鲜美。

【功效】补充钙质，强筋健骨。

西红柿炒鸡蛋

【原料】鸡蛋3个，西红柿100克，花生油、料酒、盐各适量。

【制作】将西红柿去蒂洗净，在开水中烫一下剥去皮，切成块。

鸡蛋在碗内打散。炒锅上旺火，加花生油，六成热注入鸡蛋液，炒成大片状倒出。

将炒锅置于旺火上，倒入油烧热，把西红柿炒熟，随即把鸡蛋倒入翻炒几下，加入料酒、盐，烧两分钟左右出锅即可装盘。

【特点】菜质鲜嫩，滋味鲜美。

【功效】营养丰富。

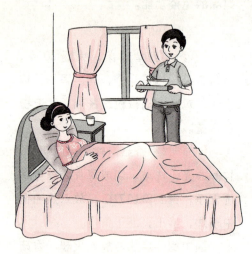

莲子糯米粥

【原料】糯米100克，莲子肉、山芋肉各60克，白糖适量。

【制作】将莲子肉、山芋肉用温水泡软，冲洗干净。糯米淘洗干净。

将莲子肉、山芋肉、糯米一起放入锅中煮成粥，粥熟后调入白糖，再稍煮即可。每日早晚服用，5～7日为1疗程。

【特点】粥清香，黏糯。

【功效】此粥有补肾安胎的作用。适用于早期孕妈咪食用，可预防先兆流产，并能增加营养。

甜椒炒肉丝

【原料】牛里脊肉100克，甜椒200克，蒜苗段50克，盐、蛋清、料酒、酱油、味精、鲜汤、淀粉、姜、植物油、甜面酱各适量。

【制作】牛里脊肉洗净切丝，加入盐、蛋清、料酒、淀粉拌匀。甜椒、姜切成细丝备用。用酱油、味精、鲜汤、淀粉调成芡汁。

加植物油将甜椒丝炒至断生，盛出备用。再放入植物油，将牛肉丝炒散，放入甜面酱，加入甜椒丝、姜丝炒出香味，烹入芡汁。最后加入蒜苗段，翻炒均匀即成。

【特点】香甜可口，口感爽滑。

【功效】含多种人体必需的氨基酸、B族维生素、维生素C和钙、磷、铁等，有补脾和胃、益气增血、强筋健骨等功效。

五香卤鸭

【原料】老鸭1只，酱油150克，料酒50克，桂皮20克，生姜片、香油、糖、香葱、大茴香、味精、精盐各适量。

【制作】将鸭子除去内脏、杂物，洗净。放滚水中烫2分钟，取出用清水冲洗干净。

将鸭子放入沙锅中，加入酱油、生姜片、桂皮、糖、香葱、精盐、大茴香、料酒，加水浸没鸭子，用旺火烧沸，撇去浮沫后，改用小火，加上盖焖至鸭肉酥熟，再放入味精、香油，离火，轻轻取出鸭子放入盛器中，卤汁去渣后，倒入鸭子盛器内，自然冷却至汤汁凝结在鸭身上，即成。食时，取出斩块，装盘即可。

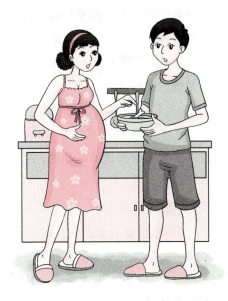

【特点】鸭肉软烂，香味浓厚。

【功效】老鸭性味甘、温，无毒，有滋阴补血、和脏腑、利尿的作用，是孕妈咪的滋补食品。

蘑菇炖豆腐

【原料】嫩豆腐500克，熟笋片25克，鲜蘑菇100克，酱油、精盐、味精、素汁汤、芝麻油、绍酒各适量。

【制作】嫩豆腐放入盆中，加绍酒，上笼用旺火蒸15分钟取出，去掉边皮，切成1.5厘米见方的小块，经沸水焯后，用漏勺捞出。将鲜蘑菇入沸水锅中，煮1分钟，捞出，用清水漂凉，切成片。

将豆腐、笋片和精盐放入沙锅中，加素汁汤至浸没豆腐，置中火上烧沸，改小火炖约10分钟，放入蘑菇片，加酱油、味精，淋上芝麻油即成。

【特点】蘑菇鲜脆，豆腐松滑，汤汁清纯，味美可口。

【功效】含有多种蛋白质、多糖、钙、磷、铁、锌、铜等营养成分，可满足胚胎对各种营养素的需求。豆腐还具有宽中和脾、生津润燥、清热解毒等功效。

清蒸鲤鱼

【原料】活鲤鱼1条（约重600克），熟火腿30克，水发香菇、净冬笋各20克，熟猪油、精盐、鸡油、鸡汤、味精、胡椒粉、葱段、姜块、料酒各适量。

【制作】将鱼宰杀去鳞、鳃、内脏，清洗干净，在鱼身两侧剞上刀花，然后撒上少许精盐摆在盘中。香菇、熟火腿切成5厘米长的薄片，间隔着摆在鱼身上。冬笋切薄片，放在鱼的两边，加葱段、姜块、料酒。

锅置火上，加清水烧沸，将整鱼连盘上笼蒸约15分钟，至鱼眼凸出，鱼肉已松软时取出。

将盘内鱼汤倒入净锅中，加鸡汤烧沸，加入味精、鸡油，浇在鱼上，撒上胡椒粉即成。

【特点】鱼肉肥美细嫩，汤汁鲜浓清香。

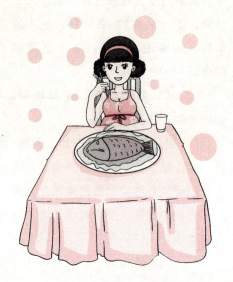

【功效】此菜中含有优质蛋白质、脂肪、钙、磷、铁、维生素A等成分，有益胃、健脾、养血的作用。孕妈咪食用，可调理体虚亏损。

糖醋黄鱼

【原料】鲜黄鱼1条（约500克），青豆、胡萝卜、鲜笋各20克，淀粉、花生油、白糖、食醋、酱油、料酒、葱末各适量。

【制作】将黄鱼去鳞、鳃及内脏，用清水洗干净，在鱼身两面划上花纹，抹上酱油、料酒，腌30分钟。将胡萝卜、鲜笋洗净，切成小丁，与青豆一起放入沸水锅中烫一下，捞出控净水。将葱洗干净，拍散切成末。

锅置火上，倒入花生油，待油烧至八成热时，将腌好的黄鱼沥干，放入油锅中，炸至金黄色时捞出，控净油，放在盘内。

另取净锅置于火上，倒入花生油，烧热后放入葱末炝锅，然后加开水、白糖、醋、胡萝卜丁、笋丁、青豆，用水淀粉勾芡，待芡汁微沸时离火，把汁浇在鱼身上即可食用。

【特点】色泽艳丽，鱼肉鲜嫩，汤汁浓郁，甜酸入味。

【功效】此菜含有丰富的优质蛋白质、矿物质和维生素、胡萝卜素，有益气健脾、健胃润肠之功效，适宜于孕妈咪食用。

清炒胡萝卜丝

【原料】胡萝卜200克，葱、油、盐、糖、酱油、味精各适量。

【制作】将胡萝卜去皮，切成薄片，然后快刀切丝，将葱切丝。将油烧至九成热，将葱放入油锅内，爆出香味。将切好的胡萝卜丝倒入锅中，翻炒约5分钟，接着放盐、糖、酱油，加3汤匙水，翻炒后撒上味精即成。

【特点】味美。

【功效】营养丰富。

什锦豆腐煲

【原料】嫩豆腐750克，鲜目鱼100克，鲜虾100克，海蛎100克（或海蛎干50克），干贝50克，水发香菇5朵，虾米（虾干）50克，冬笋50克，青蒜、蒜头、精盐、白酱油、料酒、味精、胡椒粉、蚝油、上汤、食用油各适量。

【制作】嫩豆腐焯水，去豆腥味。鲜目鱼洗净，切成小块。海蛎洗净，去贝壳。鲜虾去头、壳。干贝洗净，用水泡发。香菇去蒂，切成菱形片。青蒜切成马蹄形。

锅置旺火上，加入食用油，烧至六成热时倒入蒜头、青蒜煸炒几下，倒入各种辅料，下料酒、酱油、蚝油、精盐、上汤调味，烧开。

把烧开的汤料倒入沙锅，将煸过的青蒜、蒜头垫底，放上焯水的豆腐、辅料、上汤，中火煲5分钟，加味精、胡椒粉，用湿淀粉勾芡即成。

【特点】鲜美糯嫩，汤浓汁厚。

【功效】营养丰富，有利于胎儿大脑发育，是孕早期佳肴。

菠菜蛋汤

【原料】鸡蛋2个，菠菜50克，水发黑木耳10克，胡萝卜25克，猪油、精盐、料酒、鲜汤各适量。

【制作】将鸡蛋磕入碗内打散。菠菜、胡萝卜洗净，切成小片。水发黑木耳洗净后撕成小片。

炒锅内加入猪油，烧热后倒入蛋液，煎至两面成金黄色时取出，用刀切碎待用。

原锅里倒入鲜汤，放入胡萝卜、黑木耳、鸡蛋片，大火烧约10分钟，至汤色变白时，加入精盐和料酒，调好口味，最后撒入菠菜，烧沸后即可食用。

【特点】口味浓厚、鲜香、鲜嫩。

【功效】此汤含有蛋白质、铁、钙、胡萝卜素，有补铁补血、健脑的作用。孕妈咪食用可养血补身。

青椒炒瘦肉丝

【原料】瘦肉200克，青柿子椒70克，植物油、盐、料酒、面酱、葱、酱油、湿淀粉、味精、姜、汤各适量。

【制作】将肉、葱、姜和青椒（去子和瓤）均切成丝，肉丝用少许酱油、料酒、盐拌匀，然后浆上湿淀粉，再抹些植物油。用酱油、料酒、味精、葱、姜、湿淀粉兑成汁。

炒锅烧热注油，油热后即下肉丝，边下边用手勺推动，待肉丝散开，加入面酱，待散出味后加青椒炒几下，再倒入兑好的汁，待起泡时翻匀即成。

【特点】清爽滑嫩，咸鲜味美。

【功效】营养丰富。

鱿鱼炒茼蒿

【原料】鱿鱼、嫩茼蒿各200克，葱花、姜丝、盐、味精、花生油、料酒、熟油各适量。

【制作】将鱿鱼去头，洗净切丝，用开水氽一下捞出。茼蒿去叶去头，洗净切段。

炒锅注油烧热，下入葱花、姜丝

爆锅，放入茼蒿煸炒至变软，加入鱿鱼丝、盐、味精、料酒，稍加翻炒，淋上熟油，出锅即成。

【特点】洁白翠绿，咸鲜爽口。

【功效】健脾消肿，消热解毒，营养丰富。

孕中期营养食谱举例

黄瓜拌耳丝

【原料】卤猪耳朵1只，黄瓜80克，熟蛋白50克，葱、酱油、香油、盐、味精各适量。

【制作】将猪耳朵切成丝，放入盘内。黄瓜洗净，与熟蛋白切成丝放在耳丝上，用以点缀。

在耳丝上撒上葱花，加盐、味精，淋入香油、酱油拌匀即成。

【特点】色彩丰富，味道香美，开胃解腻。

【提示】酱猪耳朵、熟猪耳朵均可做原料，可先将猪耳朵、黄瓜、熟蛋白切好，如不立即吃，不要急于拌调料。

酱拌豆腐

【原料】豆腐500克，甜面酱50克，熟豆油75克，香菜末、味精、精盐、葱末、姜末、蒜末各少许。

【制作】将豆腐切成小方丁，用开水烫透，捞出放在凉开水中过凉，沥干水分。

炒锅置火上，放油烧热，将葱末、姜末、蒜末炸出香味，迅速倒入甜面酱炒熟出锅，凉凉。把炒好的甜面酱倒在豆腐上，撒入精盐、味精和香菜末，拌匀装盘即成。

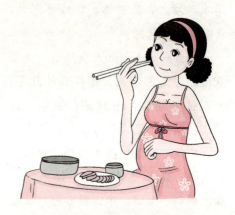

【特点】鲜香软嫩，酱味浓醇。

芝麻拌菠菜

【原料】菠菜500克，芝麻10克，香油20克，精盐2克，味精1克。

【制作】将菠菜择洗干净，投入沸水锅内焯透，捞出摊开凉凉；芝麻炒熟。

将凉凉的菠菜切成寸段，撒放精盐、味精和芝麻，淋入香油拌匀装盘即成。

【特点】色泽鲜艳，咸香爽口。

韭黄炒鸡丝

【原料】鸡脯肉250克，韭黄300克，鸡蛋清2个，水淀粉30克，猪油500克，精盐、味精、料酒、姜汁各适量。

【制作】将鸡脯肉片成片，再切

成7厘米长的细丝装碗内，加精盐、味精、蛋清、水淀粉（20克）拌匀成浆。

将韭黄剥去外皮，洗净，把根部切成长4厘米的段（叶另做它用）。用50克鲜汤，加适量精盐、味精、姜汁、水淀粉兑成汁待用。

锅内放油，加热至四成热时，将上浆的鸡丝放入，用筷子滑散，断生时倒入漏锅沥去油。另起锅留少许底油，放入韭黄根部段炒两下，倒入滑好的鸡丝，用料酒烹一下，随之倒入兑好的汁翻炒几下，汁熟淋明油、麻油即可装盘食用。

【特点】白中透黄，味道鲜美。

醋熘白菜

【原料】嫩白菜帮300克，海米25克，鲜青椒50克，水淀粉15克，猪油50克，花椒5粒，麻油10克，糖30克，鲜汤50毫升，醋、精盐、味精、姜丝、蒜片、酱油各适量。

【制作】白菜帮切4厘米长，2厘米宽的一字条形块，青椒切较白菜块小一点的一字条块。

锅内放油，加热至五成热放入花椒粒，炸成紫红色（不要炸煳）时，捞出花椒粒。然后把白菜放锅内翻炒几下，再放姜丝、蒜片、海米，再炒几下，速加醋、糖、味精、精盐、鲜汤，加盖焖1分钟去盖，白菜断生后加青椒块，翻炒几下，调好口味，用水淀粉勾芡，芡熟后，淋麻油出锅装盘。

【特点】口味酸、甜、咸、脆、嫩，富有清香味。

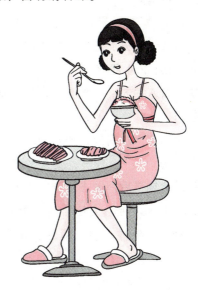

黄瓜炒肉片

【原料】猪肉片200克，黄瓜80克，花生油50克，白糖30克，葱、姜、蒜各25克，水淀粉、醋各20克，酱油、料酒各15克，精盐2克，味精1克。

【制作】用精盐、水淀粉把猪肉片上浆；葱、姜、蒜切成片；把白糖、醋、酱油、料酒、精盐、味精、水淀粉调成汁待用。

色拉油倒入炒锅烧热，放入肉片滑散，再把黄瓜片、葱片、姜片、蒜片放入炒锅稍炒，烹入调好的汁，炒熟即可。

【特点】味似荔枝，酸甜可口。

花生炖牛肉

【原料】牛肉450克，花生米100克，精盐、味精、黄酒、葱段、姜片各适量。

【制作】花生米放入碗内，加入沸水泡涨，剥去皮洗净；把牛肉切成3厘米长、2.4厘米宽、1.5厘米厚的块，放入锅内，加水略烫，捞出洗净备用。

牛肉放入沙锅内，加入清水（以没过牛肉为度）、葱段、姜片，盖上锅盖，待烧沸后，撇去浮沫，加入黄酒、花生米，转小火炖至牛肉酥烂，捞出葱段、姜片，加入精盐、味精，尝好口味，即可上桌。

【特点】汤清味香。

芹菜拌肉丝

【原料】熟牛肉250克，芹菜50克、辣酱、酱油、白糖、精盐、麻油、醋各适量。

【制作】熟牛肉切成细丝，置于盘中。

芹菜茎焯熟，切成小段。

将芹菜段放在牛肉丝上，放入各种调料拌匀即成。

【特点】酸辣鲜香，芹菜富含纤维素，可预防孕妈咪便秘和妊娠高血压。

姜拌豆丝

【原料】嫩豆角200克，鲜姜1小块，精盐5克，麻油5克，味精少许。

【制作】豆角两头去茎，清洗干净，放在沸水锅中烫热，捞出摊开凉凉，切成3厘米长的段，放盘内。加精盐、味精拌匀，腌15分钟。

将鲜姜去皮洗净，切成碎末，放进盘中，淋上麻油，拌匀即可。

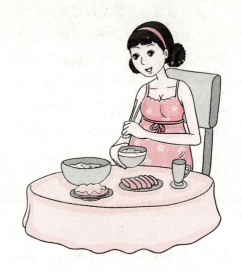

【特点】豆角色碧绿，脆嫩，味鲜香适口。

炝土豆丝

【原料】土豆300克，菠菜叶、胡萝卜各100克，花椒油、精盐、味精、姜末、香油各适量。

【制作】将土豆去皮洗净，切成细丝，将菠菜洗净，切小块，将胡萝卜洗净，切细丝。

将土豆丝用凉水洗去淀粉，热水焯熟，捞出投凉，控净水。把菠菜叶放入开水稍烫一下，捞出投凉，控净水。把胡萝卜丝用热水焯，捞出投凉，控净水。将土豆丝摆在盘内垫底，放上胡萝卜丝、菠菜叶、姜末、味精、精盐、花椒油、香油，食用时拌匀即可。

【特点】美观鲜艳，香嫩爽口。

鱼香白菜

【原料】白菜250克，油30克，料酒5毫升，葱5克，淀粉3克，醋8克，酱油10克，糖6克，姜3克，蒜3克，豆瓣辣酱4克。

【制作】白菜帮洗净后切成边长约1.5厘米的菱形。葱、姜、蒜均切成末。豆瓣辣酱剁碎。

酱油、醋、糖、淀粉、料酒、葱、姜、蒜放在碗中，适量加一点水，搅拌均匀。

炒锅上火，放入底油，加入豆瓣辣酱略煸炒后，将白菜放入，不停地翻炒，使每块原料均匀受热，待其炒熟后，将调好的汁倒入锅中（可以分几次倒入），翻炒均匀后，即可出锅装盘。

【特点】鲜香美味，滑肠解腻。

红烧排骨

【原料】猪排骨300克，鸡蛋半个，芡粉35克，葱段、姜片各10克，味精3克，料酒5克，精盐5克，酱油15克，糖5克，鲜汤150毫升，大料4克，色拉油500克（实耗60克）。

【制作】把排骨用刀劈开，剁成3厘米长的段，洗净放入沸水锅加大料、葱段、姜片、精盐，将排骨煮熟，捞出装入碗内，加鸡蛋、芡粉拌匀。

锅内入油烧至七成热，将排骨逐段下入，炸成金黄色捞出，倒出油。留少许余油，烧热将葱段、姜片炝锅，放酱油、糖炒匀，下排骨加鲜汤，稍炖烹入料酒，撒上味精，收汁即可装盘。

【特点】色红亮，质松软，味浓郁。

红烧丸子

【原料】猪肉300克，鸡蛋2个，菜心50克，香菇15克，盐5克，料酒5克，胡椒粉1克，姜、葱各10克，鲜汤250克，熟油500克，味精1克，水淀粉30克，糖适量。

【制作】葱切成段，姜拍烂。把猪肉剁成末入盘内，加盐、料酒、鸡蛋、清水搅拌成肉馅。

锅内放油烧至七成熟，用手将肉馅挤成大小适中的肉丸，入锅炸至金黄色捞出。

用另一锅放油（30克），烧至三成热，放入姜、葱，待有香味加汤烧开，放入肉丸、盐、糖，用小火烧至肉丸松软入味时放入菜心略烧一下捞出，先铲起菜心入盘垫底，再加味精，用水淀粉勾芡起锅，将肉丸舀入盘中即可。

【特点】松软，香鲜可口。

清炖羊肉

【原料】羊肋条肉500克，香菜、红枣、胡萝卜、大葱、老姜、花椒、大料、小茴香、味精、鸡精、精盐、料酒、鲜汤、胡椒各适量。

【制作】羊肋条肉洗净切块，香菜洗净切细成粒，红枣洗净去核，胡萝卜洗净切成块，大葱洗净挽成结，老姜洗净，用刀拍碎，花椒、大料、小茴香用纱布包好。

锅置中火上，烧鲜汤，下羊肉烧开至沸，用勺撇去浮沫，放入胡萝卜、大葱、老姜、香料包、精盐、料酒、胡椒，移至小火上，慢慢炖至九成熟。拣去老姜、大葱、香料包，倒入红枣，再继续炖至羊肉软烂，烹入味精、鸡精，起锅装入碗中，撒上香菜上桌即成。

【特点】汤汁乳白，鲜香不膻，滋身强体。

孕晚期营养食谱举例

羊肉冬瓜汤

【原料】瘦羊肉100克，冬瓜250克，酱油、精盐、味精、葱花、姜末、植物油各适量。

【制作】羊肉洗净，切成薄片，用酱油、精盐、味精、葱花、姜末拌好，冬瓜去皮洗净，切成片。

炒锅上火，放入植物油烧热，下入冬瓜片略炒，加少量清水，放入拌好的羊肉片，烧熟即成。

【特点】汤汁清淡，口味鲜美。

【功效】羊肉含蛋白质、脂肪、钙、磷、铁、多种维生素，有营养滋补的作用；冬瓜含有丰富的维生素C、维生素B_1、维生素B_2、钙、磷、铁、蛋白质等成分，是利尿消肿的营养食品。此汤菜是孕妈咪补精血、益虚劳的滋补佳品。

凉拌苦瓜

【原料】鲜苦瓜100克，精盐、香油各适量。

【制作】将鲜苦瓜去皮和子，洗净，再用凉开水冲洗一下，切成薄片，用盐、香油调拌。

【特点】味苦清淡。

【功效】清热解毒，止渴除烦，可预防妊娠糖尿病。

虾皮萝卜丝

【原料】粉丝100克，白萝卜100克，葱末、姜末、虾皮、酱油、鸡精、精盐、香油各适量。

【制作】将粉丝用温水泡软，控水，切段备用，白萝卜洗净切丝。

锅中下油，加入葱末、姜末炒香，加入虾皮，翻炒几下，加入萝卜丝翻炒，放入酱油调味，见萝卜丝开始出水时加入粉丝，烹入鸡精、精盐调味，收汁后淋上香油即成。

【特点】口感清爽。

【功效】顺气通便。

鸡丝粥

【原料】母鸡1只,粳米100克,精盐适量。

【制作】将母鸡宰杀,用沸水烫过,煺毛,去内脏,用清水洗净,放入沙锅内,倒入适量水,置于文火上熬鸡汁,将鸡汁倒入大汤碗内。

将粳米淘洗干净,放入锅内,加入鸡汁、撕成丝的鸡胸肉、精盐,锅加盖置于火上,煮至成粥。离火前撒些油菜或小白菜,营养更佳。

【特点】鲜香黏稠。

【功效】滋补五脏,补益气血。

清炖牛肉

【原料】黄牛肋条肉500克,青蒜丝5克,植物油、精盐、味精、料酒、葱段、姜块、胡椒粉各适量。

【制作】牛肋条肉洗净,切成小方块,放入沸水锅内焯一下,捞出用清水漂清。

炒锅置旺火上,加油烧热,下牛肉块、葱段、姜块煸透,再倒入沙锅内,加入适量清水(以漫过牛肉为度)、料酒,盖好锅盖,烧开后用小火炖至牛肉酥烂时,加入精盐、味精、胡椒粉,盛入汤碗内,撒上青蒜丝即成。

【特点】牛肉酥烂,汤清味鲜。

【功效】此菜富含蛋白质、脂肪和钙、磷、铁、锌、尼克酸及维生素等,具有补脾和胃、益气增血、强筋健骨的功效。孕妈咪常吃可强身,并可促进胎儿的健康发育。

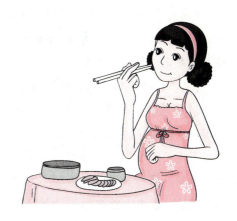

芹菜炒肉丝

【原料】芹菜300克,瘦肉100克,花生油、精盐、酱油、料酒、味精、花椒各适量。

【制作】将芹菜择洗干净,切成3厘米长的段,放滚水里焯一下,捞出,用清水浸凉,控净水分。将肉洗净切成细丝。

炒锅置火上加油烧热,放入花椒炸至变色有香味,将花椒捞出,下肉丝炒至变色,烹入酱油、料酒炒匀,装盘内。

锅中再加油,油热下芹菜,翻炒片刻,放入肉丝、精盐、味精,炒匀即可。

【特点】清鲜脆嫩,鲜香爽口。

【功效】此菜含优质动物性蛋白质和丰富的钾、钙、铁、维生素A、维生素C和纤维素。孕妈咪食用此菜，可增加母体及胎儿的营养素，预防孕妈咪便秘和妊娠高血压。

安胎鲤鱼粥

【原料】鲤鱼1条（重约500克），苎麻根1.5克，糯米100克，精盐、葱末、姜末各适量。

【制作】将鲤鱼去鳞、鳃及内脏，洗净后切成块，放入锅内煮成鱼汤，倒出，去肉留汤。再把苎麻根放入锅内，煮成苎麻根汤，去渣取汁。糯米淘洗干净。将鲤鱼汤、苎麻根汤、糯米、精盐、葱末、姜末等一同放入锅内，小火煮成稀粥，加精盐调味即可。

【特点】粥黏糯，鱼鲜嫩，清香。

【功效】此粥具有安胎、止血、消肿的作用，孕妈咪食用，可防治妊娠下血、胎动不安或尿少浮肿等症。

韭菜炒虾仁

【原料】虾仁300克，嫩韭菜150克，花生油、香油、酱油、精盐、味精、料酒、葱、生姜、高汤各适量。

【制作】先将虾仁洗净，沥干水分，再将韭菜择洗干净，沥干水分，切成2厘米长的段。葱洗净切丝，姜去皮洗净切丝。

炒锅上火，放花生油烧热，下入葱丝、姜丝炝锅，炸出香味后放入虾仁煸炒2~3分钟，烹料酒，加酱油、精盐、高汤稍炒，放入韭菜，急火炒约2分钟，淋入香油，加味精炒匀，盛入盘内即成。

【特点】菜清淡，味清香，质脆嫩。

【功效】此菜含有丰富的胡萝卜素、维生素C及钙、磷、铁等多种营养素，有温中行气、散淤解毒的功效。孕妈咪食用能温胃、润肠、通便。

砂仁蒸鲫鱼

【原料】鲫鱼1条（约500克），砂仁50克，姜、葱、精盐、淀粉、料酒、花生油、香油各适量。

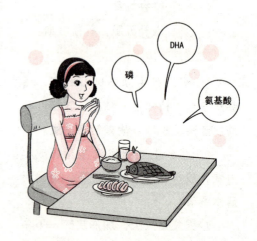

【制作】将砂仁洗净，捣碎。姜、葱洗净，切成丝。鲫鱼去鳞、鳃及内脏，洗净后抹干放入鱼盘内，将精盐、淀粉、料酒拌匀后涂匀鱼身，砂仁放在鱼腹内及鱼身上。

把鱼入盘放进蒸笼中，蒸约15分钟，至熟，取出。

炒锅内倒入花生油，烧热，下入姜丝及葱丝爆香，倒在鱼上，淋少许香油，即可趁热进食。

【特点】鱼肉鲜嫩，味清香。

【功效】此菜营养丰富，含有优质蛋白质。鲫鱼可改善食欲不振、脾胃虚弱、反胃等症状，砂仁能治疗消化不良、食欲不振、胎动不安、呕吐等症。砂仁蒸鲫鱼可减轻孕妈咪的呕吐反应，并能促进食欲，更有安胎的作用。

海带排骨汤

【原料】猪排骨500克，海带50克，葱段、姜片、精盐、料酒、味精、香油各适量。

【制作】将海带放入清水锅中煮约半小时，取出再用清水浸泡，洗净控水，切成长方块。排骨洗净，用刀顺骨切开，横剁成约4厘米的段，入沸水锅中氽一下，捞出后用温水泡洗干净。

净锅内加入适量清水，放入排骨、葱段、姜片、料酒，用旺火烧沸，撇去浮沫，再用中火焖烧约20分钟，倒入海带块，再用旺火烧沸10分钟，拣去姜片、葱段，加入精盐、味精，淋入香油即成。

【特点】肉烂脱骨，海带滑烂，味美，汤鲜。

【功效】此汤含有蛋白质及钙、碘、锌等元素，具有补肝益血、生肌壮骨的功效，孕妈咪食用有利于胎儿生长发育。

口蘑鸡片

【原料】鸡肉150克，水发口蘑50克，鸡蛋清30克，油菜心15克，笋片15克，青豆15克，料酒、精盐、味精、湿淀粉、香油、猪油、鸡汤各适量。

【制作】将鸡肉片成薄片，加鸡蛋清、淀粉调匀；菜心片成片，下沸水锅焯一下，捞出。水发口蘑切片，用少许精盐搓一下，洗净。

锅置火上，放入猪油烧热，下入鸡肉片，用筷子拨开，滑熟，用漏勺捞出沥油。锅内留底油，加入鸡汤、青豆、笋片、精盐、料酒烧沸，撇去浮沫，用湿淀粉勾稀芡，加上味精、口蘑片、鸡肉片、菜心片，烧至入味出锅，淋上香油，装盘即成。

【特点】色泽艳丽，鲜嫩清香。

【功效】有滋补强身、增进食欲、帮助消化、补益健身的功效。

第八章
做个漂亮的孕妈咪

母亲的身体是胎儿生存的环境,爱护自己的身体就等于爱护孩子的身体。所以孕妈咪要重视自身保健,衣食住行都要注意,要培养良好的生活习惯,为宝宝的健康成长创造一个良好的环境。

孕妈咪洗脸就可以美容

孕妈咪如果掌握正确的洗脸方法,就能保持面部的美观。孕妈咪洗脸时,要掌握以下三点常识,就能达到美容的效果。

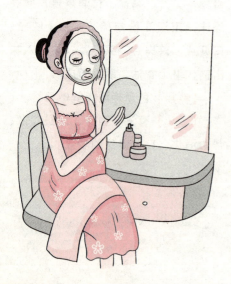

1. 洗脸水的温度

洗脸水最适宜的温度是34℃。如果低于20℃,对于皮肤滋养不利,可引起面部血管收缩,使皮肤苍白,枯黄多皱。如果洗脸水温度高于38℃。会使血管和毛孔扩张,血管的弹性减弱,导致皮肤淤血,脱脂且干燥,皮肤易松弛。容易长皱纹。

2. 洗脸水的硬度

洗脸要用软水,不能用硬水。软水是指河水、溪水、雨水、雪水或自来水。硬水是指井水或池塘水。因为地下的硬水富含钙、镁、铁,如果直接用硬水洗脸。可使皮肤脱脂,变得粗糙。毛孔外露,皱纹增多而加速皮肤衰老。硬水要通过煮沸使之软化后再用。

3. 最好的洗脸水

最好将开水凉至34℃左右洗脸。此水的性质与生物细胞内的水十分接近，不仅容易透过细胞膜，溶解皮脂，开放汗腺管口使废物排出，而且有利于皮肤摄入水分，使面部柔软细腻，富有弹性。

如何爱护自己白皙娇嫩的面容

怀孕后由于雌激素浓度的增高，往往还会使有些本来皮肤很白皙的女性脸上出现黑斑。怀孕前面部皮肤就有雀斑的女性，此时雀斑就会更加明显。所以，孕妇外出时一定要戴上帽子或用遮阳伞，并在皮肤暴露部搽防晒霜，以避免强烈的阳光对皮肤的直接照射，从而减少皮肤受紫外线的照射而使黑色素细胞形成增多，避免皮肤色素斑的形成。孕期多食含维生素C丰富的西红柿、香蕉、苹果、大枣、柑橘、菜花、菠菜、胡萝卜等新鲜水果和蔬菜，少吃食盐，有助于减少妊娠期皮肤黑色素的形成，对产后皮肤色素斑的消退也有一定辅助作用。

孕妈咪如何美发

孕妈咪的机体代谢和血液循环增强，头发生长快，而且掉得少，所以头发厚密又有光泽。然而，不少孕妈咪的头发会出现油脂增多或干燥无弹性的情况。请不要担心，这是暂时的，很快就会恢复正常。

孕妈咪的头发是柔软的。然而，在产后6个月内可能会出现脱发现象，因此，在孕期就要注意护理头发。如果产后脱发严重，可以戴假发。以下是对护发比较有用的措施：

1. 使用特别的洗发水

油性发质的孕妈咪宜用特别配方的洗发水勤洗头、少梳头，以减少油脂。

2. 保持头发在最佳状态

如果头发干燥，用热油治疗，或用浓的软化剂，每周1次。用一定量的发乳固定发型后，不要再梳头发，以防头发散乱。

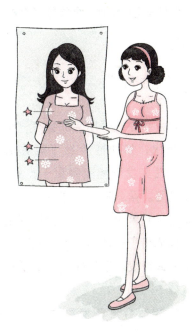

3. 保持简单的发型

孩子出生后，需要一种容易梳理

的发型。整个妊娠阶段和产后，保持易梳理的发型使头发好看而健康。

尽管一些理发师给孕妈咪染发和焗油是谨慎的，且没有证据说明其对胎儿有危害。但许多年前，染发剂中含对人有害的物质，目前大部分染发剂不再含有这些化学物质。妊娠激素可能与染发剂发生反应，所以尽量不要染发。

没有证据表明烫发剂中的化学物质对胎儿及孕妈咪有害，然而，无可否认，头发能与它们反应，所以孕妈咪不要烫发。

头发蓬松剂含有化学物质，尽管没有证据证明它们是危险的，但也没有说明它们是安全的证据，所以最好不要用。

如何细心护理自己的秀发

孕妈咪在妊娠期头发会有一些明显的变化，如油性头发可能更加油腻，干性头发可能变得更干、更脆、更易脱落。孕妈咪要保持头发清洁，不要过于频繁用力地梳头，最好是把头发剪成易于梳理的短发，应尽量不要烫发或染发。孕妈咪孕期头发护理要点如下：

1. 用适合自己发质的洗发水清洗头发。
2. 用清水冲洗干净。将头发梳理整齐。

3. 对头发进行营养护理。
4. 按摩头皮，促进头部血液循环。

孕期化妆有何要诀

由于怀孕，孕妈咪生理上起了种种变化，尤其是体形及皮肤更为明显。要成为一个神采奕奕、美丽的孕妈咪，除了平时的保养不可忽略之外，简单的淡妆也可以令你容光焕发。清淡化妆的要诀如下：

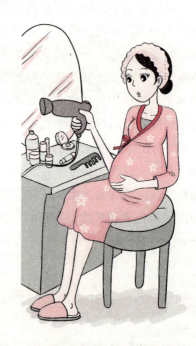

1. 打好粉底，可让脸庞肌肤散发柔嫩光泽。
2. 由于各人肤色不同，在选购护肤品时，可在未上妆的脸颊或下巴，将粉底匀开，选出最接近自己肌

肤的色调。同时准备另一款较肤色稍暗的色彩，但色彩勿超过两色以上，以便修正肤色。

3. 眼影色的选择，除了搭配服装及考虑场合外，平时可选择较自然的色系，让眼睛更为明亮、精神。

4. 轻扫娥眉，浅咖啡色可让眉色勾勒有型，展现自然的自我本色。

5. 唇色的选择应搭配整体造型，而孕妈咪平时宜以自然清爽的造型为主，因此可选择如粉色调的色系，呈现完全的"天然风格"。

6. 别忘了修容步骤，因生理变化，使脸部稍有浮肿状况，修容之后，可使脸部更为立体。

孕期小知识

爱美是人的天性，孕妈咪偶尔化淡妆倒也无妨，若是常常化浓妆，这是很不适宜的。各种化妆品如口红、指甲油、染发剂、冷烫剂及定型剂等均含有对人体有害的化学物质，可通过母体吸收并通过胎盘进入胎儿体内，对母体和胎儿造成伤害。

孕期不同阶段的化妆技巧

怀孕初期的孕妈咪很容易忽略脸部的化妆，也没有注重这一时期的化妆技巧。

在化妆之前，必须彻底地清洁脸部，涂上乳液及底霜再打粉底。要使用与肌肤相近的粉底，均匀地涂抹在脸颊、T字部位、眼睛周围等。依序打底后，再刷上一层蜜粉，让肌肤更有透明感。其后，用眉笔顺着眉毛生长的方向自然地描绘出眉形。然后，再打眼影、画上眼线、刷上睫毛液，使睫毛呈现自然卷曲的效果。另外，还需选择颜色合适的唇膏，以配合整个妆容的和谐，衬托出肌肤的自然光泽。

怀孕后期的孕妈咪除身型有显著改变外，脸型也变得圆润。此时，化妆应采取两种色调的粉底。首先，应先使用淡色系列的粉底，遮掩眼窝附近及眼睛上方的黑眼圈。其次，眼颊中央用较明亮色系的粉底，周围则采用较暗的色系，以修饰脸型，让它产生修长的效果。接着，涂上蜜粉，使肌肤明亮、柔和。眼影方向强调深邃感，眉形用较深色系列。唇膏使用红色系列，以搭配整体肤色。

孕妈咪靓肤护肤小妙招

1. 洗脸

妊娠期的美容重点就是洗脸。早晚洗脸各1次，使用平时常用的洗面奶，仔细地洗，洗干净后抹上必要的护肤品。夏天是容易出汗的季节，要增加洗脸次数。勤洗脸不仅是为了去掉油垢，还可为皮肤增加水分，使皮肤湿润光滑，富有弹性。

2. 防晒

由于激素的作用，孕妈咪脸上容易长雀斑，一般到产后就会自愈，不必十分介意。孕妈咪受紫外线照射也容易长雀斑，所以不要让强烈的直射阳光照在脸上和其他无遮盖的皮肤上。外出时最好穿长袖上衣，还应该戴上遮阳的帽子，脸上还可抹些防晒霜，以保护皮肤。

3. 按摩

妊娠期间，孕妈咪每天都应进行脸部按摩。按摩既可加快皮肤的血液流通，增进皮肤的新陈代谢，保护皮肤的细嫩，还可使皮肤的机能在产后早日恢复。

按摩要领如下：先用洁面乳洗掉脸上的污垢，或用温水洗净脸面，然后用毛巾擦干。在脸上均匀地抹上按摩膏，然后用中指和无名指从脸的中部向外侧螺旋式按摩约50次。按摩完毕后，用一条拧干的热毛巾擦拭一下。每天坚持按摩一次，对皮肤十分有益。

4. 擦搓脸和手

平时先将两手互相擦搓，主要是手背部，经过20~30次的擦搓，手会发热，再用双手的手心部放在两侧脸上，上下擦搓，不要太用力，但要落实，上下擦搓约50次即可。擦搓时，要用手指擦搓眼窝、鼻翼和耳部，使脸全面擦过。这种做法的目的主要是促进手和脸的皮肤血液循环，增强皮肤的抵抗力。

 孕期小知识

夏天的衣装与皮肤直接接触，因此要选用透气性强、并具吸汗功能的衣料，以防发生汗疹、疖肿等皮肤感染。随着妊娠月份的增加，孕妈咪身体越来越笨重，轻便柔软的衣料会使你感到轻松。

孕妈咪为何出现妊娠纹

妊娠纹出现的常见部位是在肚皮下、胯下、大腿、臀部，皮肤表面出现看起来皱皱的细长型痕迹，这些痕迹最初为红色，微微凸起，慢慢地，颜色会由红色转为紫色，而产后再转为银白色，形成凹陷的疤痕。

妊娠纹一旦产生，将会终生存在。避免体重突然增加，适当的运动与按摩，是避免妊娠纹产生最有效的方法。

形成妊娠纹的原因主要有两点： 一是怀孕时，肾上腺分泌的类皮质醇

（一种荷尔蒙）数量会增加，使皮肤的表皮细胞和纤维母细胞活性降低，以致真皮中细细小小的纤维出现断裂，从而产生妊娠纹。二是怀孕中后期，胎儿生长速度加快，或是孕妈咪体重短时间内增加太快等，肚皮来不及撑开，都会造成皮肤真皮内的纤维断裂，从而产生妊娠纹。

减轻妊娠纹的方法

1. 怀孕前应注意皮肤护理和体育运动，如果皮肤具有良好的弹性，将有利于承受孕期的变化。

2. 可选用对皮肤刺激少的护肤品。避免浓妆艳抹。

3. 怀孕期间应避免体重增加过多，一般不要超过 10 千克～15 千克。

4. 沐浴时，坚持用冷水和热水交替冲洗相应部位，促进局部血液循环。沐浴后，在可能发生妊娠纹的部位涂上滋润霜。

5. 日光的照射会使妊娠斑加重，因此孕期应注意避免日光的直射。

可以预防黄褐斑的食物

1. 猕猴桃

猕猴桃含有丰富的食物纤维、维生素C、维生素D、B族维生素、钙、磷、钾等营养素。

猕猴桃中的维生素C能有效抑制皮肤内多巴醌的氧化作用。使皮肤中深色氧化型色素转化为还原型浅色素，干扰黑色素的形成，预防色素沉淀，保持皮肤白皙。

2. 新鲜蔬菜

新鲜蔬菜含有丰富的维生素C，具有消褪色素作用，如土豆、卷心菜、花菜等；瓜菜中的冬瓜、丝瓜也具有非同一般的美白功效。

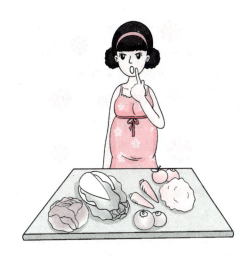

3. 西红柿

西红柿具有保养皮肤、消除雀斑的功效。丰富的番茄红素、维生素C是抑制黑色素形成的最好武器。实验证明，常吃西红柿可有效减少黑色素的形成。

每天用 1 杯西红柿汁加微量鱼肝油饮用，能令孕妈咪面色红润。

孕妈咪可先将面部清洗干净，然后用西红柿汁敷面，15~20分钟后再用清水洗净，对治疗黄褐斑有很好的疗效。

4. 柠檬

柠檬是抗斑美容水果。柠檬中所含的枸橼酸能有效防止皮肤色素沉着。使用柠檬制成的沐浴露洗澡能使皮肤滋润光滑。

5. 豆制品和动物肝脏

豆制品和动物肝脏等食品对消除黄褐斑有一定的辅助作用。

6. 大豆

大豆中所富含的维生素E能够破坏自由基的化学活性，不仅能抑制皮肤衰老，还能防止色素沉着。

大豆甜汤的制作方法：黄豆、绿豆、赤豆各100克，洗净浸泡后混合捣汁，加入适量清水煮沸，用白糖调味，做成饮服。每日3次，对消除黄褐斑很有功效。

7. 牛奶

牛奶有改善皮肤细胞活性、延缓皮肤衰老、增强皮肤张力、刺激皮肤新陈代谢、保持皮肤润泽细嫩的作用。

8. 带谷皮类食物

随着体内过氧化物质逐渐增多，极易诱发黑色素沉淀。谷皮类食物中的维生素E，能有效抑制过氧化脂质产生，从而起到干扰黑色素沉淀的作用。

孕妈咪美容要以健康为前提

孕妈咪在美容时，应首先考虑到身体的健康，美观要放在第二位。

不要因脸上出现色斑而用浓妆遮盖，这样会使皮脂腺分泌受阻。

要经常洗脸，保持脸部皮肤的清洁。为防止皮肤对化妆品过敏，孕期最好不用新的化妆品，而沿用已经习惯的产品。

孕期小知识

孕妈咪的睡眠时间应比平常多一些，如平常习惯睡8小时，妊娠期以睡到9小时左右为好。增加的这1小时的睡眠时间最好加在午睡上。即使在春、秋、冬季，也要在午饭后稍过一会儿躺下舒舒服服地睡个午觉。睡午觉主要是可以使孕妈咪神经放松，消除劳累，恢复活力。

孕妈咪穿着不要邋里邋遢

女性天性爱美，但是有些女性怀孕后，因为妊娠反应或其他原因，忽视了修饰打扮，常常衣冠不整，再加上身体容易疲劳，脸色也常常显得苍白无华，整个人就显得邋里邋遢，这是非常不好的。

作为女性，应讲究美观与整洁，即便是在妊娠期也不例外，而且更应该注意修饰打扮，这不仅可以掩饰怀孕后体形的变化，还有利于身体健康和精神抖擞，保持心理平衡，有助于维护孕妈咪的良好心境，对于孕妈咪及胎儿身心健康十分有利。

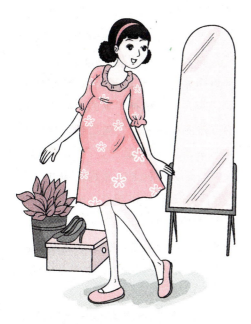

孕妈咪应选择那些穿在身上能够体现出胸部线条美，使隆起的腹部显得不太突出的样式，服装的立体轮廓最好呈上小下大的A字形。此外，应选择方便穿脱的衣服，衣服的颜色应清爽、明快，最好不穿大红色或黑色的服装。

 ## 孕妈咪不可忽视自己的职业形象

从某种意义上讲，孕期是考验一位女性生活品位和质量的关键时期。对于身处职场的孕妈咪来说，怀孕后的外在形象非常重要，这将直接影响到别人对你职业形象的评估，以及你生育后职业能力的预测。所以，孕妈咪切不可忽视自己的职业形象，具体应注意以下事项：

1. 出门上班前换上一套干净整洁的外衣，精心打扮，装饰一新，充满自信，精神地出发。

2. 随身带个小镜子，检查自己的妆容有无缺憾。

3. 在外聚餐时，在隆起的腹部上放上餐巾或口布，避免汤汤水水滴在衣服上。

4. 有条件的话，在办公室备一套衣服，以防万一。

 ## 孕妈咪怎样为自己增添美感

孕妈咪是"双身"之人，随着妊娠月份的增加，在生理形态等方面，会出现许多特殊的变化，如肤色改变，腹部膨起，下肢水肿等，心情也会因此趋于不安宁。这些变化在客观上影响了女性自己原有的审美观。因而，对不少孕妈咪来说，美感往往被暂时遗忘了。医学研究表明，美感不但能调节心情，有利于身心健康，同时，还能达到胎教的目的。所以，孕妈咪经常注意给自己的生活增添美是非常必要的。

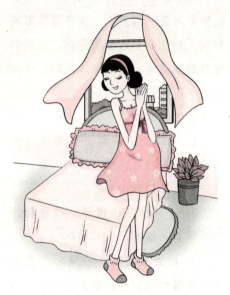

1. 摄取足够的营养

妊娠期间，由于孕妈咪担负着孕育胎儿的使命，摄取足够的营养，不但能够保证胎儿正常的生长发育，同时更利于孕妈咪保持自然的健康美。

2. 注意颜面皮肤的保护

孕妈咪白天外出工作或散步时，应避免强烈的阳光照射，并戴遮阳帽防止阳光直晒。每次洗脸后，要搽些滋润和有营养作用的护肤霜。这样有利于保持面部皮肤的细嫩健美，又能有利于产后皮肤机能的早日恢复。

3. 勤梳洗头发

妊娠期间，孕妈咪勤梳洗自己的头发，可促进头皮的血液循环，保持头发整洁，使头发显得娟秀而有光泽。

应根据脸型、体形、年龄、服饰等因素选择适合自己的发型使之大方有精神即可。一般个子矮、颈短的女性，最好不留长发；体形苗条、身体修长的女性，以披肩长发、大波浪发型为好；身材较胖的女士，应梳剪稍蓬松的发型。

人的头发发型选择恰当，可使人的容貌"锦上添花"。为了梳洗方便，孕妈咪最好选择舒适方便的短式发型，给人一种精神饱满的美感。梳头的方法应从前额开始向后梳，梳发时紧贴头皮，用力适中，动作缓慢柔和。一般2分钟之内大约梳100次为1回，每日晨起后梳2～5回；下午亦可再梳1回。5～7天洗头1次。长期坚持效果明显。梳头应达到头皮有热胀、麻木的感觉为宜。

4. 进行适量的运动

孕妈咪在身体状况许可的情况下，应经常进行一些适量的运动，如散步和轻松的徒手体操。通过参加适量的运动，能有效地消除疲劳，显得精神振奋，给人以健康的美感，同时，又可防止孕期身体发胖。

5. 选择适体的衣着

妊娠期间，孕妈咪的形体变化是孕育胎儿所必需的。但在衣着宽大舒适的前提下，注意在布料和服装款式上有所讲究，也能增添美感。如为了使体形显得均匀有线条，可选用竖条纹的布料。上装的设计，可用稍加宽肩部的办法从而使腹部不显得突出。亦可在领口装上花边或佩戴上胸花，这样便能明显地转移别人对自己腹部的注意力，使自己显得雅致、漂亮。

为了胎儿的生长以及未来能顺利分娩，孕妈咪臀部会变得宽大，腰部、腿部、臀部肌肉增加且结实有力，这些部位的脂肪也会增厚。这些变化使你看起来不再那样娇小、苗条，你需要买号码大的内衣和外套了。这是怀孕给你带来的变化，它不会使你变丑，在人们眼里，孕妈咪是美丽的。分娩后，你的身材会很快恢复到孕前水平。有的孕妈咪比较担心体形的变化，尤其是职业女性。这是不必要的，这种担心不利于胎儿的情感发育。

孕妈咪居室巧美化

准妈妈对自己居住的卧室和厅堂，不妨加以装饰。如用浅绿色的窗帘或壁纸，或带绿色调的山水壁画，增加室内安静、祥和的气氛；挂上或贴上一两幅特别可爱的婴儿或幼儿画；摆上一两件可爱的小洋娃娃或带童趣的饰物，增强家庭的温馨氛围；在窗台或床头柜上放置几盆花草，如适宜在室内种植的吊兰、仙人掌、蟹爪兰、西洋杜鹃、兰花、龟背竹等，让室内生机勃勃，充满春天的气息。

孕妈咪如何保持快乐的心情

1. 穿上让自己感觉良好的漂亮衣服

虽然怀孕让孕妈咪的体形有了变化，但仍然不要忘了打扮自己。为自己挑选合身的孕妈咪装，搭配出靓丽大方的款式，自己穿上漂亮，有份好心情，对宝宝也是一种美学胎教。

2. 留下美丽的孕味照

很多照相馆都开设了"孕味照"服务，孕妈咪可以自豪地露出大大的肚皮，留下难忘幸福的照片。

3. 寻找生活小乐趣

孕妈咪可以找些有趣的事情做，例如十字绣、布艺、织毛衣、花艺等，在丰富有趣的活动中，孕妈咪会逐渐变得快乐开朗。

第九章 孕期需要做的检查

孕期，夫妻不但要进行生活调整，注意饮食营养，做好心理准备和物质准备，还必须对身体作一番全面检查，确保以最好的状态孕育出健康的宝宝。

孕妈妈身体笨重、欠灵活，易疲倦，应多注意休息。产前是否休息好直接影响新生儿的体重和母体的恢复。

 产前检查有哪些好处

孕妈咪产前检查有利于孕妈咪身体健康和胎儿监测。孕期检查从怀孕后开始，整个妊娠都应按时进行全面而系统的产前检查。产前检查有以下几点好处：

1. 通过全面健康检查，可以纠正孕妈咪身体的某些缺陷，如果发现孕妈咪有疾病不宜继续妊娠，或者发现胎儿有明显遗传性疾病时，可以及早终止妊娠。

2. 经常定期检查，可了解胎儿发育和母体变化情况，如有异常及早治疗。

3. 通过定期检查，可进行孕妈咪的生理卫生、生活及营养指导，以便加强孕妈咪及胎儿的健康保护，有利于顺利度过整个孕产期。

4. 通过全面系统的观察，可决定分娩时的处理方案，保证分娩安全。

5. 通过产前检查，医生可向孕妈咪说明产前产后应注意事项，打消不必要的顾虑，使孕妈咪掌握分娩时应如何与医务人员配合，顺利分娩。

 怎样定期进行产前检查

孕妈咪定期做产前检查的规定，是按照胎儿发育和母体生理变化特点制订的，其目的是为了查看胎儿发育情况和孕妈咪健康状况，以便于早期发现问题，及早纠正和治疗，使孕妈咪和胎儿能顺利地度过妊娠期。整个妊娠的产前检查一般要求是9～13次。初次检查应在停经后3个月以内，以后每隔1～2个月检查1次，在怀孕6～7个月末（24～32周）每月检查1次，8个月以后（32～36周）每2周检查1次，最后1个月每周检查1次。在产前检查时，如有异常情况，必须按照医师约定复诊的日期去检查。

间，胎位也可发生变化，由于胎儿在子宫里是浮在羊水中经常转动的，有时正常的头位会转成不正常的臀位，如果及时发现，就能适时纠正。如果不定期做检查或检查过晚，即使发现不正常的情况，也会因为延误而难于或无法纠正。因此，定期做产前检查是十分必要的。

妊娠末期勤检查更为重要，因为越接近预产期，越容易发生各种合并症，必须遵医嘱按期检查，以便及时得到医师的指导和监护。定期进行产前检查，还可按时接受孕期卫生知识的教育，以及接受临产前各种准备工作的指导。总之，为了母亲和婴儿的健康，孕期一定要坚持定期做产前检查。

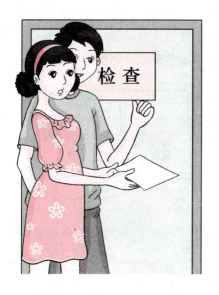

定期检查能连续观察了解各个阶段胎儿发育和孕妈咪身体变化的情况，如胎儿在子宫内生长发育是否正常，孕妈咪营养是否良好等；也可及时发现孕妈咪常见的合并症，如妊娠水肿、妊娠高血压综合征、贫血等疾病的早期症状，以便及时得到治疗，防止疾病向严重阶段发展。在妊娠期

产前检查有哪些常规项目

每个孕妈咪在孕期产检时都会接受大大小小的各种检查，这些检查有些是属于例行检查，有些则是属于定期检测的项目。

1. 例行检查

孕妈咪每次产检，尿样、体重、测量腹围和宫高、听胎心胎动等项目都是免不了的例行性检查。目的是监测妈妈和宝宝状况，协助顺利度过孕期。

（1）尿样：每次拿个尿杯和试管

取样,已经成为孕妈咪上医院检查的一件必做事。应注意留取的必须是中段尿,否则会造成尿样中的蛋白含量高的假象,与妊娠合并高血压疾病相混淆。

(2)体重:称称自己又长了几公斤,看看从上次检查以来的饮食成果,估算一下腹中宝宝的重量。如果体重增长过快,医生会给出合适的增强运动、控制饮食的方案,当然,如果体重增长得少,医生也会建议多补充些营养,让腹中胎儿顺利成长。

(3)胎心胎动:传统检测胎心、胎动的方式多是使用听筒,而现在多普勒胎心检查已经普及,宝宝的胎心跳动很快,1分钟120～160次为正常。28周后,每天至少数1次胎动,让宝宝和妈妈在孕期就能开始交流。

(4)腹围、宫高:腹围、宫高的检测也是每次孕检时会碰到的,医生的做法是竖直测量宫高,这也是测量宝宝生长情况的一个标准。孕妈咪通常自己测不到或测不准宫高,而需要借助医生的专业手法。

2. 定期检查

如B超、血常规、唐氏筛查、胎心监护和脐血流等是在孕期的一定阶段需接受的检查。

(1)B超:每个孕妈咪在整个孕期至少会接受3次B超检查,分别在12周后、24～25周和36周后。在孕后期,B超能大致估算出胎儿的体重范围,也能了解到宫内的情况。如果医生认为有必要的话,还会让孕妈咪进行更多的B超检查。现代B超安全可靠,只要每次检查的时间在控制范围内,就不用担心超声波对胎儿造成不良影响。

(2)血检:第一次在医院建立档案时,会进行一次全面系统的检查,其中就包括血常规。通过它,孕妈咪对是否有孕期糖尿病的征兆、是否患有其他疾病,都可以有所了解。唐氏筛查就是通过血检可以做的一项检查。根据人种、孕妈咪的年龄等,所推算出的唐氏比例也是不一样的。

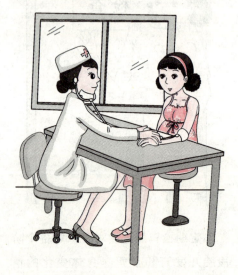

(3)胎心监护:36周后,开始进行胎心监护。每次最少20分钟,宝宝的活动、心跳次数都会详细地记录下来。如果发现宝宝的活动不明显或很少,可能宝宝正处于休息状态,但也有可能是宝宝的情况不妙,医生会根据实际情况来进行判断，采取进一步的措施。孕妈咪先兆临产及临产时，胎心监护也能测出是否处于阵痛阶段。

（4）脐血流：脐血流的检查是通过多普勒仪进行的，与B超类似。但是，脐血流检查的是胎儿的血供情况，借此来查看宝宝是否有宫内缺氧等问题。

另外，需要注意的是，每次体检衣服宜宽松容易穿脱，鞋子的跟不应为高跟，但也不能为全平跟，2厘米～3厘米的低跟比较好。检查的事项很多，准备一个袋子，将所需的检查报告单放在一起，避免每次手忙脚乱找不着。

什么时间到医院做第一次检查

女性停经，通过化验尿，确诊为怀孕后，在停经后的3个月内，到家附近的医院进行第一次检查，并且建立围产保健手册，与医院建立联系，以便孕产妇及儿童得到系统保健管理。

产前诊断的主要方法

产前诊断的选择原则，一是有高风险而危害较大的遗传病；二是目前已有对该病进行产前诊断的手段。几种主要的产前诊断方法如下：

1. 超声波检查

是一项简便的对母体无痛、无损伤的产前诊断方法。B型超声波应用最广，利用超声波能作出产前诊断或排除性诊断。此外，还可以直接对胎心和胎动进行动态观察，还可以作摄像记录分析，亦可作胎盘定位，选择羊膜穿刺部位，可以引导胎儿镜操作，采集绒毛和脐带血标本供实验室检查。

2. 胎儿镜

又称羊膜腔镜或宫腔镜，能直接观察胎儿，一般在怀孕15～21周进行操作。主要用于胎儿血的取样、活检和产前诊断。利用皮肤活检可以诊断8种以上遗传性皮肤病。

3. 羊膜穿刺术

又称羊水取样。抽取羊水的最佳时间是16～20周。羊水中有胎儿脱落的细胞，经体外培养后，可以进行染色体分析和提取DNA作基因分析。

4. 绒毛吸取术

绒毛可经宫颈部取样，最好在B超监视下进行。

5. 脐带穿刺术

在B超引导下进行，经母体抽取胎儿脐静脉血。这在一些情况下可以代替基因分析。

6. 孕妈咪外周血分离胎儿细胞

这是一项非创伤性产前诊断技术。

7. 植入前诊断

利用微操作技术和DNA扩增技术对胚卵植入前进行检测。目前，这一方法的成功先例仅有数个，操作难度大，但前景诱人。

孕期小知识

筛查出畸形怎么办？首先应看是哪一种畸形。如果是神经管畸形、染色体异常，一旦得到确诊，应马上入院终止妊娠；体表畸形，如唇腭裂（俗称兔唇），生后马上转有整形科的医院，越早做手术效果越好；先天膈疝，生后做手术就可治愈；先天性心脏病，要看是哪一种类型；先天性代谢性疾病，生后给予特殊的饮食，经过几年后，生长发育及智力会和正常孩子一样。

孕期不同阶段B超检查的重点

1. 孕早期

女性怀孕第5周，B超就可以发现胎囊，5～6周可诊断双胎，6～8周可确定胎龄，8～10周确诊胎儿是否存活。应该注意在孕早期要慎用B超，如果孕妈咪有阴道流血、下腹痛，可以做B超检查，以查明阴道出血、腹痛的原因，了解是否流产、胎停育、宫外孕等。

2. 孕中期

B超可以筛查出许多重要的先天畸形，例如无脑儿、脑积水、脊柱裂、脑脊膜膨出、内脏外翻等。有时可以发现严重的肢体畸形，如果胎儿在宫内位置恰当时，可以发现有无手指、足趾畸形，但一般肢体畸形难以发现。如果有更先进的B超设备（如彩超），加上B超检查者丰富的经验，也可能筛查出胎儿胸腹腔积水、巨大膀胱、先天肛门闭锁等，先天性心脏病可用M型超声心动机检查。

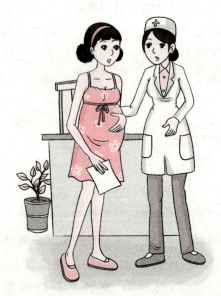

另一方面使用B超测定胎儿头的双顶骨间径、头围及腹围，胎儿大腿股骨的长度，判断胎儿在子宫内的发育情况，了解胎儿有无宫内发育迟缓。另外，根据胎儿的双顶径、股骨长还可以核对孕周与胎龄。

通常情况下，孕妈咪怀孕第

20~24周应该做1次B超检查,主要了解有无胎儿畸形。

3. 孕晚期

一方面继续测定胎儿的双顶径、股骨长,了解胎儿生长发育的情况;另一方面判断胎位、羊水量、胎盘位置及成熟情况,以帮助医生确定分娩的方式和时机。一般在孕34周和临产前做一次B超检查。

需要强调指出的是,如果孕妈咪在基层医院B超检查发现有胎儿畸形,应及时去条件好的医院用更先进的B超机,进一步明确诊断。

如何数胎动

数胎动可以从妊娠28周开始,直至临产。每天早晨、中午、晚上3次,每次数1小时,用黄豆或扣子计数比较方便,每次胎动时放一粒黄豆或一个扣子,1小时后相加得胎动次数,正常胎动次数每小时3~5次。将早、中、晚3次的胎动数相加再乘4,即为12小时胎动数,一般在30~40次为正常范围。一天中胎动有两个高峰,一个在晚上7~9点,另一个在夜里11点至凌晨,一般早晨最低。需要注意的是,如果胎儿短时间连续的活动,这只能算1次胎动。如果孕妈咪工作较忙,也可只在晚上数1小时胎动。

如何识别胎动异常呢?如果12小时胎动次数20~30次,应加以警惕,第二天再重复数3次。胎动次数降到20次以下或比原来的胎动次数减少一半,提示胎儿在子宫内可能缺氧,应及时去医院检查,否则胎儿在子宫内慢性缺氧,可导致胎儿死亡。如果胎动突然异常频繁超过40次,也应该及时去医院做检查。

为什么要测量骨盆

胎儿从母体娩出时,必须通过骨盆。除了由子宫、子宫颈、阴道和外阴构成的软产道外,骨盆是产道的最重要的组成部分。分娩的快慢和顺利与否,都和骨盆的大小与形态是否异常有密切的关系。

骨盆的大小,是以各骨之间的距离,即骨盆径线大小来表示。骨盆的大小与形态,因个人的身体发育情况、营养状况、遗传因素及种族差异而不同。因此,在正常范围内骨盆各径线,其长短也有一定的差别,目前在各种资料中描述的骨盆径线值,是许多正常骨盆的平均数值。

胎儿能不能通过骨盆顺利分娩,既与骨盆的大小有关,也和胎儿的大小有关。骨盆虽然形态正常,如径线小,胎儿虽正常也可能难产;然而,当骨盆形态异常,而各径线都足够大时，分娩不一定困难；若骨盆大小正常，而胎儿过大，胎儿与骨盆不相称时，也会发生难产；若胎儿较小，即使骨盆小一些，也能顺利分娩。骨盆有大有小，胎儿也有大有小，即便是经产妇，每次妊娠的胎儿大小也不相同。

因此，为了弄清骨盆的大小和形态，了解胎儿和骨盆之间的比例，产前检查时要测量骨盆。有的医院在初诊时就测量骨盆，大多数的医院在妊娠28～34周测量骨盆，也有的医院在妊娠37～38周时，还要做一次鉴定（其中包括外阴消毒后的骨盆内测量或是经肛门测量骨盆），必要时进行X线骨盆测量，以判断胎儿是否能经阴道分娩。

什么是绒毛吸取术

绒毛是构成胎盘的一种非常细小的结构，呈手指状。绒毛的细胞来自受精卵，所以它们与正在发育的胎儿的细胞具有相同的染色体和基因构成。通过绒毛样本，医生可以了解这些细胞染色体的数目和结构是否正常。如果胎儿被怀疑有某种遗传性疾病的危险，从绒毛中提取的DNA可用于相关的检测。这种检查的优点就在于它可以在妊娠早期做出诊断结果。这就意味着如果检查结果揭示胎儿患有遗传病，而且孕妈咪又同意终止妊娠，那么手术就可以尽早进行。这对孕妈咪来说，无论从身体方面，还是精神方面来讲，都比较容易接受。

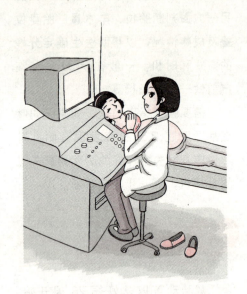

绒毛吸取术通常在妊娠第11～13周实施，分为经阴道、腹壁两种。无论何种入路，都需要借助B超引导，确定穿刺的正确位置，以免伤及胎儿。只要是侵入性检查都具有导致流产和感染的轻度危险，而施术者的经验对于降低手术的危险性是至关重要的。而在11周后实施，避免了使胎儿患肢体残缺的危险。术后可能出现少量阴道出血，一般不必担心。但是如果出血超过3天就应该看医生了。检查结果一般在术后7天得知，但完整的检查报告要在术后2～3周做出。

孕期小知识

有的孕妈咪认为产前检查没有用,所以忽视常规产前检查,对孕前出现的非正常症状不能引起足够重视。而有些疾病,如妊娠高血压综合征,通过认真的产前检查和自我监护是完全可以做到早发现、早治疗的。还有人认为产前检查具有副作用,所以不去做检查。将其可能发生的副作用与生出异常儿的风险相比,这显然是微不足道的。所以孕妈咪千万不要因为某些不必要的疑虑而失去产前诊断的最佳时机。

 ## 什么是羊膜穿刺术

羊膜穿刺术用以检查一些先天性缺陷,包括脊柱裂、先天愚型或唐氏综合征。羊膜穿刺术并不是一种常规的检查,只是在产科医生怀疑某种不正常或孕妈咪年龄大的时候才进行。它必须从羊水中取试样。任何在羊水中漂浮的被排出的细胞将提供准确的染色体数,以及提供表示不正常的染色体结构。

如果你已经有一个畸形的孩子,或者你的家族史有畸形儿时,医生将向你建议做羊膜穿刺术检查。胎儿的性别,可简单地通过检查皮肤的某些细胞就可以知道,因此,你可以查明任何与性别有关的异常是否已经遗传。

 ## 什么是TORCH检查

TORCH是一组病原体英文名第一个字母的组合,其中T为弓形虫,O为其他病原体,如先天性梅毒、乙肝病毒、沙眼衣原体等,R为风疹病毒,C为巨细胞病毒,H为单纯疱疹病毒。平时称TORCH为病毒4项,实际上应该是病毒5项才对。如果感染了这5种病毒中的一种,都很容易造成流产、早产、死胎、胎儿畸形、残疾儿。

1. 感染风疹的影响

风疹病毒(R)主要经呼吸道传播。患者会出现发热、头痛、乏力、喷嚏、咳嗽、流涕、咽痛等症状,从面部开始出现全身性的皮疹,颈部、耳后有绿豆大小的、活动性良好的、肿大的淋巴结。会使胎儿宫内生长缓慢,导致白内障,动脉导管未闭,神经性耳聋,肝炎及黄疸。女性应在孕前至少3个月接种风疹疫苗。怀孕后少到公共场所,尤其是人多拥挤的地方。如孕期急性感染病毒,须终止妊娠。

2. 感染弓形虫的影响

弓形虫(T)以动物为主要宿主,寄居在动物身上,密切接触传染。部分感染人群可出现低热、乏力、咽痛、淋巴结肿大、关节肌肉酸痛等症状,并有白带增多的现象。孕妈咪感染弓形虫病毒会透过胎盘传播给孩子,导致流产、死胎或胎儿畸形、智力障碍等。所以女性应在孕前至少3个月,尤其是喜欢养猫的女性,应做TORCH病毒检测。孕前尽量不接触猫、狗等动物,不吃生或不熟的肉或蛋等食物。

感染病毒后经过治疗,至少要6个月以上的时间,方可考虑怀孕。孕早期感染,应及时终止妊娠,孕中期、晚期应及时治疗,并适当补充叶酸。

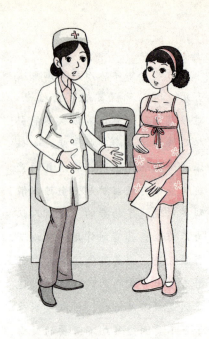

3. 感染巨细胞病毒的影响

巨细胞病毒(C)可通过唾液、生殖道、胎盘或器官移植等多种途径传播,症状为低热、乏力、关节痛、淋巴肿大。可致先天畸形、精神发育障碍、肝脾大、黄疸。应避免接触患者,除此之外,没有有效的预防措施。孕早期感染巨细胞病毒,应考虑终止妊娠。如孕期为复发或再次感染者,可以在医生指导下继续妊娠。

4. 感染单纯疱疹病毒的影响

单纯疱疹病毒(H)主要通过密切接触和性接触传播。症状为小脓疱,从米粒到扁豆大小,有红晕,成群分布,感觉瘙痒异常,并伴有呕吐、腹泻、高热等。胎儿受到感染后,可导致死胎、畸形、早产等;在胎儿出生后,也可发生黄疸、肺炎、血小板减少、听力障碍等严重问题。

避免接触患者,除此之外,没有有效的预防措施。感染病毒经过治疗后,应在症状消除一段时间后再考虑怀孕。孕期感染,可考虑剖宫产,防止新生儿感染。

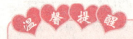

尿液化验提示:如果尿酮体阳性,提示孕妈咪有酮症酸中毒,说明孕妈咪蛋白质摄入量不足,需要加强营养;如果尿糖阳性,可能有妊娠糖尿病,需要进一步检查血糖,才能确诊;如果尿蛋白阳性,可能是肾功能异常,有的属于妊娠所引起的肾脏生理性变化,有的可能是妊娠高血压综合征,需要及时进行治疗。

病毒4项的检查最好在怀孕前6个月进行,这样可以避免不必要的悲剧发生。如果感染了这些病毒的女性也不要太悲观,经过医生的治疗和指导,大部分人是可以安全健康地孕育下一代的。

孕妈咪为什么要测体重

每次产前检查都要给孕妈咪测体重(应知道孕前体重)。孕期母体和胎儿的重量都在增加,孕妈咪体重平均增长9千克~12.5千克。有资料表明,孕妈咪体重增加10.9千克~12.3千克者,围生儿死亡率很低;体重增加超过12.3千克,围生儿死亡率增高。所以,孕妈咪要合理地控制和调整体重。

孕期要供应孕妈咪更多的热量和营养物质,尤其是胎儿生长所必需的动物蛋白。妊娠末期,因母体组织间液体存贮量增多,表现为体表可凹性水肿(显性水肿),或仅表现体重增加(隐性水肿)。怀孕晚期,孕妈咪体重一般每周增加不应超过0.5千克。体重增长过多、过快,大多因体内液体潴留过多所致。水肿常常是妊娠高血压综合征的初期表现,所以观察孕妈咪体重变化很重要。

为何要测量宫高、腹围

每次产前检查都要测量孕妈咪的宫高和腹围,这有什么意义呢?随着妊娠进展,孕妈咪的子宫高度和腹围也随之增长,根据增长速度,可了解胎儿宫内发育情况。

据国内统计,孕16~36周,宫高平均每周增加0.8厘米~0.9厘米,36周后减慢,为每周增加0.4厘米~0.5厘米。腹围因孕妈咪胖瘦不一,变化较大,宫高及腹围对照,可靠性加大。

宫内胎儿发育迟缓、畸形、羊水过少、横位、子宫畸形、死胎等,均可使宫底低于正常值或增长速度减慢、停滞。多胎、羊水过多、巨大儿、畸胎、臀位等,可使宫高高于正常值或增长速度加快。如综合宫高、腹围分析,宫高增长慢而腹围增长快可能为横位、悬垂腹;宫高增长快而腹围增长慢可见于臀位;而羊水过多、双胎、巨大儿均可超出正常范围;两者增长均慢者,90%生出低体重儿。结合B超测量胎儿,对鉴别胎儿正常和异常发育更有帮助。

用宫高、腹围的变化来监护妊娠,对提高新生儿质量有重要意义。

在家中可做的测查

有些产前的测查，家人应该学会，尤其是丈夫更应如此，这不仅关心了妻子，同时也是关心胎儿，有利于妻子的情绪稳定，心情舒畅，并有利于胎教。

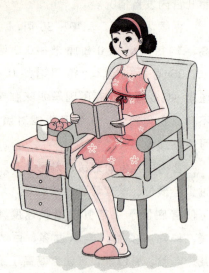

每周可以测量体重，并记录在事先准备好的表格上。做到自己心中有数，也可以让医师参考。如遇有体重不增或增长过快，都应引起警惕，报告医师或提前到医院检查。尤其当体重增长过快并伴有下肢水肿时更是如此。测量血压，目前家庭多备用表式血压表，应用起来十分方便。血压是妊娠期必须经常测量的项目之一，尤其当怀疑有妊高征时，更应天天测血压，有时需上午、下午各测一次，这时往医院跑就太不方便了。

测腹围，用软皮尺测量，平脐绕腹一圈。当妊娠月份增加后，腹围也迅速增长，应每周测量，并做记录，供医师参考。

测宫底高度，也是观察胎儿生长的一个重要指标。由耻骨联合上方测至子宫底部，并做记录。这也是丈夫应完成的项目，不仅孕妈咪想知道胎儿在不断生长，准爸爸也同样如此。

听胎心，在大医院目前多用超声波探测，以往医生用特制听筒。当孕妈咪接近分娩时，准爸爸把耳朵贴在孕妈咪的腹壁上，就可以很好地听到胎心。边听胎心，准爸爸还可以与胎儿"交谈"，告诉小宝宝："爸爸听见你的心跳了。宝宝，爸爸非常喜欢你！""爸爸给你唱个歌吧！"父亲此时可以哼一支歌曲。边测胎心边做胎教，一举两得呢！

还应观察孕妈咪下肢有无水肿情况。如果水肿进展快，应留尿送医院检查或提前去医院产检。

第十章 孕期异常情况及处理

孕期腹痛是孕妈咪遇到的常见症状,哪些腹痛是正常的生理反应,哪些是身体提出的疾病警告,孕妈咪应谨慎对待,不可大意。

在孕早期,有些腹痛是生理性的,即因为怀孕所引起的正常反应,但有些却是病理性的,可能预示着流产等危机的发生。

孕妈咪得了感冒怎么办

女性在怀孕期间,尤其在怀孕早期,免疫力较低,很容易受到病原体的侵害而患感冒。孕妈咪得了感冒后可导致两方面的影响:一是病毒的直接影响,病毒可以透过胎盘进入胎儿体内,有可能致先天性心脏病、唇裂、脑积水、无脑等畸形;二是病毒的间接影响,病毒的毒素以及高热会刺激孕妈咪子宫收缩造成流产和早产,新生儿死亡率也会增高。

孕妈咪患感冒后怎么办呢?可采取以下办法:轻度感冒,仅有喷嚏、流涕及轻度咳嗽,平素身体健康,则不一定用药。但要充分休息,保证睡眠,多饮水,注意调节饮食,身体抵抗力提高了,感冒也就很快会自愈。出现高热、剧咳等症状时,应去就医。退热可用湿毛巾冷敷,40%酒精擦颈部及两侧腋窝,也可用柴胡注射液、感冒冲剂、克感敏、维生素C治疗。还要注意多饮水,多休息。如高热持续3天以上(39℃以上),病后最好去医院做产前检查,了解胎儿情况。

怎样鉴别孕期的腹痛

妊娠期腹痛包括生理性妊娠期腹痛和病理性妊娠期腹痛。

1. 生理性妊娠期腹痛

是由于妊娠后子宫体增大,对子宫圆韧带造成过度牵拉而导致的。此种情况多发生在孕妈咪妊娠3~5个月时。疼痛部位多在下腹部子宫体的一侧或两侧，疼痛多为牵涉痛、钝痛或隐痛。疼痛常发生在孕妈咪远距离行走或体位改变后，此种情况通常经卧床休息便可缓解。生理性妊娠期腹痛也可发生在胎动后或妊娠晚期的假宫缩后，但此种情况造成的腹痛一般仅持续数秒钟即可缓解。

2. 病理性妊娠期腹痛

原因则较为复杂，常见的原因有以下几种：

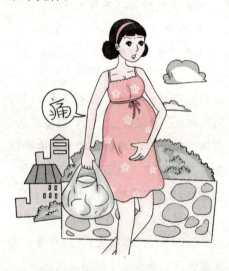

（1）葡萄胎：此种情况常发生在早期妊娠（怀孕4个月之内）的女性身上。发生葡萄胎的女性也有停经史，但其子宫体内并未孕育真正的胎儿，而是一种水泡状的胎块。这样的女性妊娠反应严重，子宫体增长得非常迅速。多数发生葡萄胎的女性会在停经后2～4个月时发生腹部胀痛或钝痛，并伴有阴道出血。

（2）流产或早产：将发生流产或早产的女性常会出现阵发性或持续性的腹痛，并伴有下腹部坠胀、有阴道出血或有烂肉样的组织自阴道排出。

（3）宫外孕破裂：宫外孕破裂的典型表现是早期妊娠的女性在停经40～50天时，会突然出现下腹部一侧撕裂样的疼痛及肛门坠胀。常有急腹症的表现。

（4）胎盘早剥：此种情况多发生在妊娠7个月以后的孕妈咪身上。这样的孕妈咪常有妊娠高血压综合征、慢性高血压病或腹部受过外伤。也有少数孕妈咪无明显诱因而发生了胎盘早剥。胎盘早剥引起的腹痛与胎盘发生剥离面积的大小有关。胎盘剥离面积小的孕妈咪，仅有少量的阴道出血及轻度腹痛；胎盘剥离面积大的孕妈咪，虽然其阴道流血并不多，但由于其子宫腔内的积血多，可使患者的腹痛剧烈，持续不断，腹部硬如板状，病情严重时，患者可出现休克。发生此种情况的孕妈咪，应及时去医院就诊，否则会危及胎儿的生命。

温馨提醒

孕妈咪可向医生详细询问孕期保健知识，孕期应注意哪些问题，在受孕期间遇到哪些不利于胚胎生长发育的情况，应主动、及时向医生如实反映，听取医生的意见及建议。

哪些人容易发生宫外孕

在排卵日，卵巢排出卵子，被输卵管拾捡，沿着输卵管慢慢向子宫行进，迎面遇上匆忙赶来的精子，它们结合成一个受精卵，继续前进，直到到达宫腔，种植在子宫内膜上。受精卵在最初的一段时间内，虽然内部的细胞数随着分裂增加，但是由于被透明物包裹，整个受精卵的体积并没有

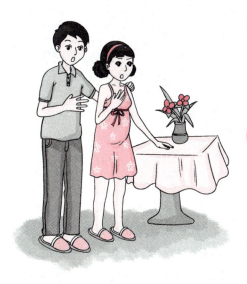

增大，然而可以想象，如果这一路上遇到了什么困难，受精卵没有成功挺进到宽阔的宫腔，它将会种植在狭窄且不适合生存的输卵管内，这便是宫外孕。因此，宫外孕的头号病因当属慢性盆腔炎症，如慢性输卵管炎可以导致管腔褶皱粘连，输卵管扭曲、僵直及伞端闭锁，导致输卵管管腔狭窄或部分堵塞或蠕动异常。

另外，因宫内节育环避孕失败而受孕时，发生输卵管妊娠的机会较大；低剂量纯孕激素避孕药可使输卵管蠕动异常，若排卵未被有效抑制，也是导致输卵管妊娠的原因之一；而那些因服用含有大剂量雌激素的避孕片，如毓婷，但避孕失败而受孕者，约10%为输卵管妊娠。在整个人群中异位妊娠的患病率仅为1%。

当然异位妊娠可能的原因还有很多，如盆腔肿瘤的牵拉、压迫，输卵管粘连分离术、再通术、伞端造口术后的重新粘连、瘢痕狭窄，输卵管先天发育不良，辅助生殖技术的应用，内分泌异常，精神紧张等。

如何鉴别宫外孕

宫外孕三大症状：停经、腹痛、阴道出血。

有时阴道出血会影响对停经的判断，但是宫外孕的阴道出血和正常月经是有区别的，量少，点滴状，色暗红或深褐色。阴道出血表明胚胎受损或已死亡，导致人绒毛膜促性腺激素（HCG）下降，卵巢黄体分泌的激素难以维持，脱膜生长而发生剥离出血，直到病变去除后，阴道出血才停止。

输卵管妊娠未破裂时，往往腹痛并不是很剧烈；一旦输卵管破裂，就

会突感患侧下腹部撕裂样剧痛。血液积聚在直肠子宫陷凹（盆腔最低点，位于直肠前方，子宫后方）会出现肛门坠胀感；腹腔出血多时不但腹痛的范围变广，程度加重，还会伴有晕厥和休克。

如遇停经，最好尽快去医院进一步检查，即便早早孕显示阴性，也不能放松警惕，因为异位妊娠时 HCG 的水平往往低于正常宫内妊娠，这时去医院抽血查 HCG，并且做 B 超是绝对正确的选择。当然，宫外孕的鉴别有时对于专业的医生来讲也是有一定困难的，他们可能需要借助如腹腔穿刺，甚至刮宫术及腹腔镜检查来与其他疾病相鉴别。

孕妈咪容易患哪些疾病

炎症是由病毒或细菌感染引起的。一般病毒和细菌不会通过胎盘由母体传给胎儿，但麻疹、弓形虫病和李氏杆菌病却可能使胎儿受到感染。胎儿也可能间接受到母体炎症（如肾炎）的感染，从而引起早产。

1. 尿路感染

患了尿路感染，会出现尿频、小便灼痛及小腹疼痛等。如治疗不及时，还会出现血尿和高热等症状。出现炎症，应及时用抗生素治疗。拖延会导致病情加重，发展为肾炎，可引起流产或早产。

2. 弓形虫病

该病通常没有什么症状，或有轻度感冒症状。如孕妈咪感染上了该病，应去医院检查，看胎儿是否感染。如果漏诊，可能会引起流产或死胎，甚至会使新生儿患上精神疾病或失明等。

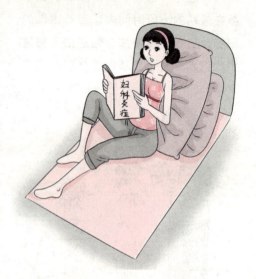

3. 李氏杆菌病

其症状与流感和胃肠炎相似。如孕妈咪被确诊为此病，应采取引产措施，因为该病会导致早产、流产或死胎。由于引产胎儿不足月，抵抗力差，可能容易生病，因此应注射抗生素，防止败血症或脑膜炎。

4. 风疹

目前，此病在孕期已很少见。风疹会导致胎儿大脑和心脏的缺损、耳聋、白内障等。如在怀孕期间感染此病，胎儿多半也会被传染。

5. 疱疹

该病表现为阴道内外出现水疱，伴疼痛。若该病发生在孕期，而且为第一次，分娩时又出现溃疡，应采取剖宫产，以免感染新生儿，因为该病会损伤大脑。

孕期小知识

有些孕妈咪在孕早期出现低热，体温在37.5℃左右，而且连续2～3周，服用抗感冒中药也不见效，有可能是这些女性怀孕本身造成的一种生理变化，不是由于感冒引起的发烧。只要注意休息，多喝白开水，体温逐渐会恢复正常，过了早孕期就好了。

羊水过少怎么办

羊水过少是胎儿危险的重要信号。若妊娠已足月，应尽快破膜引产，破膜后若羊水少且黏稠，有严重胎粪污染，同时出现胎儿窘迫，估计短时间内不能结束分娩，应选择剖宫产结束分娩。

近年来，应用羊膜腔输液防治妊娠中晚期羊水过少取得良好效果。方法之一是产时羊膜腔安放测压导管及头皮电极监护胎儿，将37℃的0.85%盐水以每分钟15毫升～20毫升的速度灌入羊膜腔，一直滴至胎心率变异减速消失，或羊水指数（AFI）达到8厘米。通常解除胎心变异减速约需输注生理盐水250毫升（100毫升～700毫升）。若输注800毫升变异减速不消失为失败。通过羊膜腔输液可解除脐带受压，使胎心变异减速率、胎粪排出率，以及剖宫产率降低，提高新生儿成活率，是一种安全、经济、有效的方法，但多次羊膜腔输液有绒毛膜羊膜炎等并发症发生的危险。

羊水过多怎么办

对羊水过多的处理，主要取决于胎儿有无畸形和孕妈咪不适症状的严重程度。

1. 羊水过多合并胎儿畸形

处理原则为及时终止妊娠，放出部分羊水后，引产。

2. 羊水过多合并正常胎儿

应根据羊水过多的程度与胎龄而决定处理方法。

（1）症状严重孕妈咪无法忍受（胎龄不足37周），应穿刺放羊水，以孕妈咪症状缓解为度。放出羊水过多可引起早产。放羊水应在B型超声监测下进行，防止损伤胎盘及胎儿。严格消毒防止感染，酌情用镇静保胎药以防早产。3～4周后可重复以减低宫腔内压力。

（2）用前列腺素抑制药——吲哚

美辛治疗。吲哚美辛有抑制利尿的作用，用吲哚美辛期望抑制胎儿排尿，治疗羊水过多。用药期间，每周做一次B型超声进行监测。

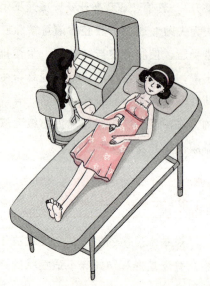

(3) 妊娠已近37周，在确定胎儿已成熟的情况下，行人工破膜，终止妊娠。

(4) 症状较轻可以继续妊娠，注意休息，低盐饮食，酌情用镇静药，严密观察羊水量的变化。

无论选用何种方式放羊水，均应从腹部固定胎儿为纵产式，严密观察宫缩，注意胎盘早剥症状与脐带脱垂的发生，并预防产后出血。

患妊娠高血压疾病怎么办

1. 易发人群

流行病学调查发现初产妇、孕妈咪年龄小于18岁或大于40岁、多胎妊娠、有妊娠期高血压病史、慢性高血压、慢性肾炎、抗磷脂综合征、糖尿病、血管紧张素基因T_{235}阳性、营养不良、低社会经济状况均与妊娠期高血压疾病发病风险增加密切相关。

2. 治疗

妊娠高血压综合征尚无可以治愈的方法。其基本治疗措施是保持安静状态，必要时用镇静药，使用解除血管痉挛的药物、降压药，必要时用利尿药，适时终止妊娠。症状轻时可以在家中治疗，注意休息，睡眠时采取侧卧位，不要吃得太咸，以免加重水肿，适当服用降压药。如进一步发展为重症，就要住院治疗。住院可以在医院的严格管理下进行治疗，医生会用一些作用较强的降压药，静脉滴注硫酸镁解除血管痉挛，水肿严重时用利尿药。如进行这些治疗症状好转，胎儿发育基本正常，可以等到37周分娩，但不能超过预产期；如果治疗后无好转或加重，那么在什么时期、采用什么方法分娩要根据医生慎重地判断而进行。

胎儿可能出现哪些先天畸形

胎儿先天畸形是指由于内在的异常发育而引起的器官或身体某部位的形态学缺陷，又称为出生缺陷。在围产儿死亡中占第一位,出生缺陷发生的顺序为:无脑儿、脑积水、开放性脊柱裂、脑脊膜膨出、腭裂、先天性心脏病、21-三体综合征、腹裂及脑膨出。

1. 无脑儿

最常见,女胎比男胎多4倍。腹部检查时发现胎头较小,阴道检查时可扪及凹凸不平的颅底部。应注意与面先露、小头畸形、脑脊膜膨出鉴别。B超下见不到圆形颅骨光环。无脑儿的垂体及肾上腺发育不良,故孕妈咪尿E_3值较低,羊水中甲胎蛋白值较高。无脑儿无存活可能,一经确诊应引产。

2. 脊柱裂

属脊椎管部分未完全闭合的状态。孕18周是B超发现的最佳时机,孕20周后表现明显,严重者应终止妊娠。

3. 脑积水

指脑室内外有大量脑脊液蓄积于颅腔内,致颅缝明显变宽、颅腔体积增大,常常压迫正常脑组织。脑积水常伴脊柱裂、足内翻等畸形。脑积水可致梗阻性难产、子宫破裂、生殖道瘘等,对母体有严重危害。腹部检查见胎头宽大,头位时跨耻征阳性。B超显示:孕20周后,脑室中线至侧脑室侧壁距离与中线至颅骨内缘距离之比>0.5;胎头周径明显大于腹周径,颅内大部分被液性暗区占据,中线漂动。处理时以母体免受伤害为原则。

4. 联体儿

极少见,系单卵双胎所特有的畸形。分为相等联体儿和不等联体儿,B超诊断不困难。处理原则:一旦发现应尽早终止妊娠,以不损伤母体为原则,若为足月妊娠应行剖宫产。

温馨提醒

孕早期女性患风疹很容易感染胎儿,可引起流产、小眼球、先天性白内障、先天性心脏病、外耳畸形、耳聋、智力低下、免疫缺陷等。孕中期仍然有感染胎儿的危险,造成生长迟缓、耳聋、智力低下等。胎儿出生后肝脾肿大、血小板减少、骨损害、先天脑炎等。

双胎妊娠要注意什么

双胎妊娠其妊娠期及分娩期并发症与合并症较单胎妊娠明显增多,如处理不当则严重影响母亲及胎儿健康,甚至发生生命危险。因此,确诊为双胎妊娠的孕妈咪更应加强围生期保健,使母亲和胎儿安全地度过妊娠与分娩这一特殊时期。具体需注意以下几个方面:

1. 加强营养

两个胎儿生长所需营养量较大，如孕妈咪营养摄入不足，会影响胎儿生长发育和母体健康。因此，孕妈咪应增加营养的量与质，还要注意基本营养素搭配合理。若孕妈咪水肿较重时，应适当增加蛋白质摄入量，必要时可静脉输入白蛋白制剂，并给限盐饮食。

2. 预防贫血

双胎妊娠合并贫血患病率约为40%，应常规补充铁剂及叶酸。严重者应在医生指导下治疗。

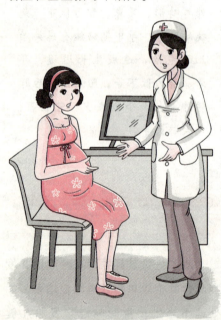

3. 预防流产与早产

双胎妊娠由于子宫腔相对狭窄，胎盘血液循环障碍，其流产发生率较单胎妊娠高2～3倍，因此，应加强孕期保护与监护。若一胎发生死胎，另一胎仍可继续生长发育，死亡的胎儿将被吸收或挤压成纸样儿随正常胎儿娩出，不必担心害怕，更不要引产终止妊娠。因双胎妊娠子宫过度膨胀，易发生早产，故应于中期妊娠后注意休息，避免房事，并提前4周做好分娩前的准备工作。

4. 妊娠高血压综合征

双胎较单胎妊娠的患病率高3倍，子痫则高5倍，因此应加强孕期检查，及早发现，及时治疗。

5. 预防产后出血

因双胎妊娠子宫过于膨胀，易发生宫缩乏力，造成产后出血而危及母体生命安全。故双胎妊娠的孕妈咪，一定要住院分娩，并注意预防和及时治疗产后出血。

6. 新生儿疾病

双胎妊娠胎儿发育较单胎妊娠相对差些，体重大多低于2500克。因此，应注意预防呼吸窘迫综合征、新生儿硬肿症、吸入性肺炎等新生儿疾病，并应为新生儿喂养做好充分的思想和物质准备。

分娩巨大胎儿要注意什么

出生体重达到或超过4000克的胎儿称为巨大胎儿，父母身材高大，产妇患有糖尿病，或过期妊娠等因素易发生巨大胎儿。产前诊断为巨大儿，短期试产失败后，经常采用剖宫产。未预测出的巨大儿，分娩时易发生肩难产。不管产妇有否糖尿病，只要是巨大儿生后20分钟即要查血糖，注意新生儿发生低血糖情况。如分娩时发生肩难产，生后要仔细检查胎儿锁骨是否骨折。骨折常发生在锁骨中部，受伤侧肩部活动受限，局部肿胀，折断处有骨摩擦音，胎儿拥抱反射消失，如局部无症状，怀疑骨折，X线片可帮助确诊，锁骨骨折不需要外固定，护理时勿牵动患肢，2周后痊愈，预后良好。另外，巨大儿生后要特别注意红细胞增多症，静脉血红细胞压积65％即可诊断，症状是表情淡漠，嗜睡，肌张力低，活动后皮肤呈红紫色，有时气急、青紫、呼吸暂停等。出现的神经症状是因低血糖、低血钙造成。一旦发生应及时进行换血疗法。

温馨提醒

在孕期如果孕妈咪体重增加过快，胎儿较正常胎龄偏大，羊水过多，孕妈咪出现多食、多饮、多尿等症状应及时筛查血糖。若确诊为妊娠期糖尿病，则属于高危孕妈咪，应尽快住院，在医生指导下严格控制血糖，减少并发症的发生，并选择分娩的最佳时机。

孕晚期腰背痛怎么办

在孕晚期部分孕妈咪常会感到腰背痛。这是因为随着妊娠月份的增加，孕妈咪的腹部逐渐突出，使身体的重心向前移。为了保持身体的平衡，在站立和行走时常采用双腿分开、上身后仰的姿势，这就使背部及腰部的肌肉常处在紧张的状态，导致腰背疼痛。此外，孕期脊柱、骨关节的韧带松弛，增大的子宫对腰背部神经的压迫，也是造成腰背疼痛的原因。

为了预防和减轻腰背疼痛，应在孕早期就坚持做散步等适当运动，以加强腰背部的柔韧度。另外，还要注意保暖，睡硬床垫，穿轻便的低跟软鞋行走，还可对局部进行按摩。应注意避免拿重的东西，长时间保持某一姿势，或腰背部受凉，这些均能加重疼痛。

胎儿宫内发育迟缓的原因及治疗方法

胎儿宫内发育迟缓指孕37周后，胎儿出生体重低于2500克，或低于同孕龄正常平均体重的两个标准差，或低于同孕龄正常平均体重的15％。我国发病率平均为6.39％，是围产期主要并发病。

1. 胎儿宫内发育迟缓的原因

有母体的原因,也有胎儿自身的原因,主要表现在以下几方面:

(1) 孕妇因素:孕妇因素最常见,占50%~60%。主要包括遗传因素,如胎儿体重的遗传差异,胎儿遗传疾病等;营养因素,如孕妇偏食、妊娠剧吐、摄入蛋白和维生素不足等;妊娠病理,如妊高征、过期妊娠、胎盘发育障碍、胎盘形状异常、胎盘感染、胎盘早剥和严重前置胎盘等;妊娠并发病,如慢性高血压、严重贫血、多胎妊娠、严重心脏病、产前出血等;胎盘及脐带因素,如胎盘囊肿,水泡样变性,脐带过长、过细、扭曲、打结等;其他,如环境、孕妇年龄、胎产次等。

(2) 胎儿因素:胎儿本身发育缺陷;胎儿代谢紊乱;胎儿宫内感染,如风疹病毒、单纯疱疹病毒、巨细胞病毒、弓形体等;孕期放射线照射,导致胎儿生长因子受抑制等。

2. 胎儿宫内发育迟缓的预防与治疗

避免发生胎儿宫内发育迟缓,可进行早期预防,预防应从孕前开始,如毒物和放射性物质应避免接触,勿吸烟酗酒等。妊娠后应避免病毒感染,忌乱服药。从妊娠3个月起,应特别注意增加蛋白质、维生素、铁、钙等的摄入。注意防治妊高征、肾炎等内科并发症,避免影响子宫胎盘供血。尤其是有内科疾病及水肿的孕妇,应该增加侧位卧床休息的时间,并采取左侧卧位,可以有效地改善子宫胎盘供血,以增加胎盘血流量。当胎儿宫内发育迟缓已被确诊时,可采取以下措施进行治疗:

(1) 输注葡萄糖或麦芽糖:含必需氨基酸的复方氨基酸静注或羊膜腔内注射,补充维生素,可促进胎儿生长发育。如能早期发现,早期补给锌、叶酸,有利于胎儿生长发育。间断吸氧和改善子宫绒毛间隙供血,为达到后一目的,常用沙丁胺醇(舒喘灵)2.4毫克~4.8毫克,3~4次/日,已证明效果良好。

(2) 产科处理:主要是考虑是否终止妊娠。继续妊娠的指征为:如IUGR被纠正,而且没有并发病;胎盘功能及胎儿宫内情况良好。终止妊娠的指征为:有并发病,并于治疗中加重的;治疗后未好转;胎盘功能不佳,继续妊娠危险者。

如果为宫内发育迟缓的胎儿,分娩前应定期做胎心监护、超声检查,准确了解病情变化。分娩后新生儿应重点监护,长期随访生长发育情况。

怀孕知识速查手册

第三篇

顺利分娩方案

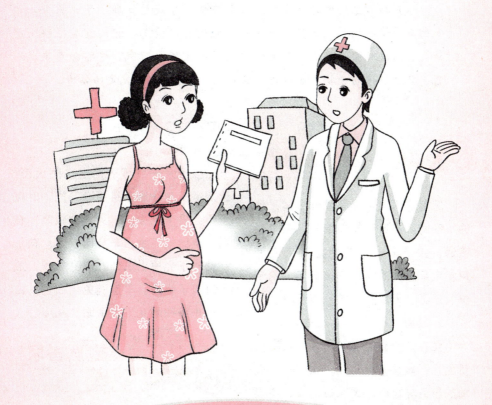

第十一章
分娩前如何作准备

预产期前2周随时有发生分娩的可能。分娩前2周，孕妈咪每天都会感到几次不规则的子宫收缩，经过卧床休息，宫缩就会很快消失。这段时间，孕妈咪需要保持正常的生活和睡眠，吃些营养丰富、容易消化的食物，如牛奶、鸡蛋等，为分娩准备充足的体力。

怎样为宝宝准备房间

宝宝应有一个房间或一个属于他的小空间。应选择朝向最好、空气最流通，并且最安静的地方给宝宝使用。宝宝房间的物品应该结实、易清洗、无毒、无危险、实用和干净。

1. 墙壁

要在宝宝出生前几个月整理好，新生儿不能住在刚装修完的房间里。墙的颜色与窗帘、天花板谐调，不要挂过多的画片，免得宝宝视觉疲劳。

2. 窗帘

不要太透光。

3. 室内温度

新生儿对温度特别敏感，在婴儿室内放个温度计，室温应保持在20℃～22℃。

4. 童车

孩子大一点可以推出去晒太阳。选购童车时注意车身要稳，推车时孩子不会晃来晃去。车身离地较高，在街上走比较卫生。车身比较深，孩子乱动时不会摔出车外。车身较长，放平时孩子能睡。车篷避免用白色，白色的车篷在阳光下太耀眼。

怎样为宝宝准备尿布和隔尿裤

尿布是新生儿和婴儿最为重要的用品之一，尿布应准备足够的数量，可以是长方形（长是宽的2倍）或正方形、三角尿布（边长70厘米～80厘米的正方形，可折成三角形），如冬季分娩，应准备得更多一些。尿布质地应选择较软的，吸水性好、耐洗，使用棉纱布、漂白布或软木棉为最好，颜色应淡，以便观察大小便颜色。新制成的尿布要烫洗，新布要将布浆除去，并使之柔软，旧布改制的尿布要充分消毒后才可使用。一次性纸尿片使用方便，但费用较高，同时长期使用对婴儿皮肤不好，一般只需在外出时使用，所以不需多备。

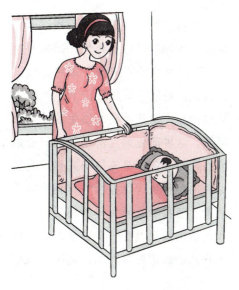

另外，给新生儿使用隔尿裤也不错，隔尿裤不用包扎而且还可防止股关节脱臼，在婴儿习惯尿布之前，使用隔尿裤较好。隔尿裤有腰围式和短裤式两种，刚出生时，用腰围式较好，一个月后可改用短裤式。透气好、保温好、质地好的法兰绒或羊毛制成的带尼龙拉链的隔尿裤简便、质优，是不错的选择，乙烯树脂隔尿裤易挤成一团不宜给新生宝宝使用。隔尿裤至少需要准备3条，要经常换洗，保持清洁。

温馨提醒

女性从怀孕到宝宝出生，漫长的孕期有很多生理变化，不妨写写妊娠日记，也可由丈夫代笔，记录下整个妊娠过程的感受、体验、自身的变化、宝宝的发育情况等，还可以作为判断胎儿及孕妈咪情况的参考。如果孕妈咪有兴趣的话，完全可以把这本日记写成文笔优美的抒情散文，这将是奉献给孩子的第一份凝聚着无限爱心的礼物。

怎样为宝宝准备衣物

婴儿衣物的选择也是很重要的，应为其准备通气、吸水、保暖、柔软的衣物。为新生儿准备2～3件衣服即可，清洁、易穿是婴儿衣服选择的标准。不应太大，否则会引起婴儿的不适且不利于保温，也不好更换。衣服面料最好选用纯棉质地的，婴儿刚出生时适合使用纯棉布、纱布。开襟衣物使用绳子加固较为安全，婴儿衣服用品要仔细检查是否有针残留或绽线，防止婴儿因此受伤。

另外，还应为新生宝宝准备围兜、帽子、鞋子和毛巾被。围兜以纱巾、毛巾布等面料制作,并可在腰部或胸部固定的是最好的,清洗后应消毒;帽子要柔软;出生3个月内应使用柔软、保暖织物织成脚套或棉质袜子来替代鞋子;毛巾被应备两条,以轻便、保暖、质地较好的材质为佳;如有条件还可准备有帽子的披风衣,以备外出挡风时用。

怎样为宝宝准备床和被褥

新生儿每天绝大多数时间都在睡觉,应为其准备适宜的卧具。婴儿独睡可减少感染,并有利于培养其独立性,养成有规律的生活习惯。在为宝宝准备卧具时,首先应为宝宝准备一张合适的婴儿床,床栏高度要在50厘米以上,间隔不能超过婴儿头部直径,床应买稍大一些的,以便婴儿有足够的空间活动。其次要准备3~4床被套,以备替换,不应使用太软的铺被,但也不可太硬,在床垫上铺薄棉被或不用床垫只铺两床薄棉被即可。盖被要轻而柔软,要有良好的保温作用,但也不宜使婴儿感觉太热,被套应选棉布材料制品。床单要选用尺寸大些的,应完全盖住垫被,如有绳子或扣子固定最好。婴儿3~4个月时,可用折叠毛巾充当枕头使用,婴儿可以使用枕头时,枕头不宜太高、太硬,木棉类软枕是最佳选择。

此外,其他需要准备的婴儿物品还有很多,如脸盆、澡盆、脚盆、毛巾、浴巾等,这些物品最好到育婴专卖店去买,并且这些用品只能由婴儿专用,不得与他人混用。

分娩前要有充分的思想准备

十月怀胎,一朝分娩。当你得知怀孕后最初的情感是喜悦,想象着小生命的降生,心中充满了即将做母亲的喜悦。经历了妊娠反应后,当你感到胎动时,对正常婴儿出生的期待更明显,这种随妊娠月份增长而日益急切的期待心情,是支持孕妈咪承受妊娠后期各种生理负担极为有利的心理因素。随着胎儿降生日的临近,更因我们的国策只能生一个孩子,你可能对胎儿的顾虑更多,加之周围的人们

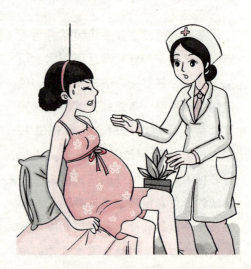

对你的关心和体贴等诸方面的原因，越到临产时，孕妈咪的心理可能越不稳定，这就要求孕妈咪首先要将自己从孕妈咪的位置调整到作为母亲的角色上来。作为丈夫，此时更应关心、体贴妻子，和她一起向有经验的人，如妈妈、嫂嫂或医护人员了解并认识这样一个道理：分娩是一个正常的生理过程，绝大多数孕妈咪是能够顺利分娩的。要树立自信和勇气，解除不必要的顾虑，消除对分娩的恐惧心理，保持精神愉悦、轻松，以愉快的心情迎接宝宝的诞生，积极配合医生参加分娩活动。

分娩前应做哪些身体准备

预产前两周随时有发生分娩的可能。分娩前2周，孕妈咪每天都会感到几次不规则的子宫收缩，经过卧床休息，宫缩就会很快消失。这段时间，孕妈咪需要保持正常的生活和睡眠，吃些营养丰富、容易消化的食物，如牛奶、鸡蛋等，为分娩准备充足的体力。

1. 睡眠休息

分娩时体力消耗较大，因此分娩前必须保证充分的睡眠时间，午睡对分娩也比较有利。

2. 生活安排

接近预产期的孕妈咪应尽量不外出和旅行，但也不要整天卧床休息，做一些力所能及的轻微运动还是有好处的。

3. 性生活

临产前应绝对禁止性生活，免得引起胎膜早破和产时感染。

4. 洗澡

孕妈咪必须注意身体的清洁，由于产后不能马上洗澡，因此，住院之前应洗澡，以保持身体的清洁。若到公共浴室洗澡，必须有人陪伴，以防止湿热的蒸汽导致孕妈咪昏厥。

5. 家属照顾

妻子临产期间，丈夫尽量不要外出，夜间要在妻子身边陪护。

分娩前应做哪些物质准备

怀孕第10月时，分娩时所需要的物品都要陆续准备好，要把这些东西放在一起，放在家属都知道的地方。这些东西包括：

1. 产妇的证件

医疗证（包括孕妈咪联系卡）、挂号证、社保卡或公费医疗证、孕产妇围产期保健卡等。

2. 婴儿用品

内衣、外套、包布、尿布、小毛巾、围嘴、垫被、小被子、婴儿香皂、体温表、扑粉等均应准备齐全。

3. 产妇入院用品

包括面盆、脚盆、暖瓶、牙膏、牙刷、大小毛巾、卫生纸、内衣、内裤等。

分娩时需吃的点心、巧克力也应准备好。

为什么适当运动有利于分娩

有的人怀孕后不做家务、不随便外出，没事就躺着，一切活动都停止，甚至去上班也被家人善意劝阻了。实际上这样做并不好。孕期适度运动的孕妈咪将来分娩时间会较不运动的缩短，并且疼痛也会减轻。研究表明：女性在怀孕期间如果保持适度运动，将可以使她们的分娩时间缩短3小时。怀孕时坚持运动的产妈咪，除了可较快分娩外，产后恢复也比不运动的产妈咪要好些。不难看出，适度运动好处多多。

怀孕期间，孕妈咪的身体会发生很多的变化。有规律的运动不仅能使孕妈咪很快适应这些变化，而且可以帮助身体为艰难的分娩过程做好准备。

运动强健肌肉、增强耐力、增加血液循环，帮助孕妈咪应付身体承受的额外负担，使身体逐渐适应妊娠和分娩的需要。

运动锻炼了肌肉、关节和韧带，可以缓解身体的疲劳和不适。由于孕妈咪肌肉和骨盆关节等得到了锻炼，又为日后的自然分娩做好了准备。适当且合理的运动能促进孕妈咪消化、吸收功能，不仅可以给腹中的宝宝提供充足的营养，而且也为孕妈咪补充了体力，利于分娩。

运动可以控制孕期体重，不至于使体重增加过多。孕期保持合适的体重，会使分娩更容易、更轻松，产后也可在短期内恢复正常体形。

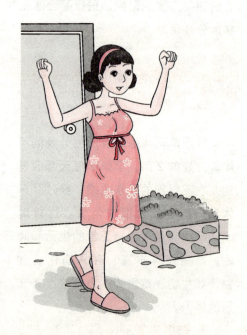

孕期的适度运动会消耗母体多余的血糖，降低患糖尿病的危险，而且对宝宝的生长发育有良好的促进作用。

先从较轻松的运动着手，这样不

至于引起呼吸困难或过度疲劳，然后慢慢地增加运动量。如果感觉不舒服，要减少运动量。跳跃、快速旋转的动作都不能进行。不要做爬山、登高、蹦跳之类的剧烈运动，以免发生意外。身体若柔软度不足、体重过重、肌肉的力量不足，或已很久不做运动了，在运动前最好有医生的指导。

产前饮食有什么要求

临产前，由于子宫收缩给产妈咪造成的疼痛和忙于做产前准备，往往在饮食方面注意不够，有些产妈咪甚至因心情焦虑而不愿进餐。分娩要消耗很大的体力，故必须满足能量的供应，否则会造成难产。因此，应该特别注意饮食保健，要把它当做临产前的一次必不可少的准备工作。

临产前饮食选择的原则是：应该吃营养价值高、产热量高、少渣、半流质、新鲜而且味道可口的食品。这是因为临产前产妈咪一般心情都比较紧张，不想吃东西或吃得不多。所以，首先要求食品的营养价值高和产热量高，这类食品很多，常见的有鸡蛋、牛奶、瘦肉、鱼虾和大豆制品等。同时，要求食物应少而精，防止胃肠道充盈过度或胀气，有碍于顺利

分娩。再则，由于分娩过程中消耗水分较多，因此，临产前应吃含水分较多的半流质软食，如面条、大米粥等。民间习惯于临产前让孕妈咪吃白糖（或红糖）卧鸡蛋或肉丝面、鸡蛋羹等，这些都是临产前较为适宜的饮食。应该注意的是，临产前不宜吃过于油腻的油炸、油煎食品。

为满足产妈咪对热量的需要，临产前如能吃一些巧克力（不宜过多）很有裨益。因巧克力含脂肪和糖丰富，产热量高，尤其对于那些吃不下东西的临产妈咪更为适宜。

分娩相当于一个重体力劳动过程，所以在分娩前应当保证充足的睡眠和足够能量的饮食，储存足够的精力和体力，同时还应保持一定的活动量，如散步、做产前操等，使机体保持良好的状态，以保证分娩的顺利进行。

怎样选择分娩医院

孕妈咪在接受初诊时，最好就决定好医院，而且无论是产前检查或是生产，都在同一家医院会更方便。由于各个医院的种类及处理方法会有所不同，所以有必要选择适合自己的

医院。

在选择医院时,最重要的事情莫过于自己决定采取怎样的生产方式。一般而言,现在的医院所采用的生产方式,有自然生产、剖宫生产以及无痛分娩等。

决定了采取怎样的生产方式之后,就必须注意选择医院。选择医院的注意要点如下:

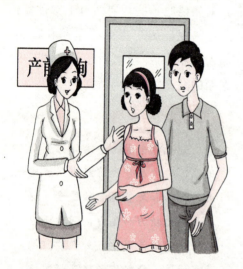

医院是否有最新的分娩方式以及对自然生产和剖宫生产的技术水平如何?母子二人是同室还是分开?新生儿是否方便喂奶?丈夫或朋友是否可以到医院探望?生产的费用是多少?病房的人数是多少?对会阴切开的见解如何?

若决定回娘家生产,且娘家在外地,那么最好在怀孕中期的时候,先到娘家所在地医院接受诊察。并且要提早决定预约医院,至少在怀孕7个月左右,就要准备好一切手续。

当选择好分娩医院后,最好在孕期就去该医院,按期做孕前检查。临产前家人应前去医院,了解一下急诊室、产房设在哪里,进院要办些什么手续,一般顺产需准备多少资金,医院的联系电话是多少,急需帮助怎样与医院取得联系等。

出现哪些情况要马上去医院

1. 家属听胎心时,发觉胎心率过快,超过160次/分;过慢,在120次/分以下;不规则或者胎心减弱等。这表明胎儿有危急情况。

2. 每日胎动次数逐渐减少(孕妈咪每天在早、中、晚固定时间自数1小时胎动。将3次胎动数相加乘以4即得12小时的胎动数)。一般胎动不会少于10次/12小时,如12小时未感胎动,这是胎儿宫内缺氧的一种表现。

3. 感觉头痛、眼花,血压突然升高;阴道流血、但无腹痛,可能是胎盘位置异常,若伴有腹痛,可能胎盘发生早期剥离,情况危急,不可延误。

4. 突然感觉有液体自阴道流出,以后变为持续性,时多时少,这可能是胎膜早破,羊水外流。出现上述情况,应马上平卧,用担架或找救护车送医院治疗。

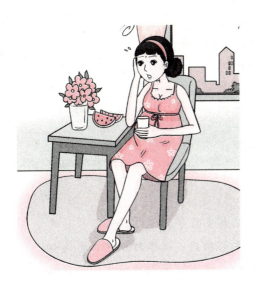

现，活动活动反而消失，这与真正的临产宫缩不同，属于正常现象，无关紧要。倘若出现规律性、阵发性的子宫收缩，至少 10 分钟一次，每次持续 30 秒钟，历时 1 小时不见缓解，不论还未足月或预产期已近，都有分娩发生的可能。

6. 妊娠最后几个月，阴道分泌物虽然增多，颜色总是白的或淡黄的。如果临近预产期而出现阴道血性排液，一般分娩将在 24~48 小时内发动。因为这是子宫颈开始变化，以致子宫颈内口附近的胎膜与子宫壁分离，毛细血管破裂出血的结果，俗称"见红"，这是分娩先兆，一旦出现，应及早到医院检查处理。

5. 预产期越近，子宫越敏感，收缩也越多。不过，这种子宫收缩持续时间短，常少于 30 秒钟，收缩力很弱，最多引起轻微腹痛。此外，主要是间歇不规律，并且常在卧床时出

第十二章
选择恰当的分娩方式

分娩是一个正常的生理过程，绝大多数孕妈咪是能够顺利分娩的。要树立自信和勇气，解除不必要的顾虑，消除对分娩的恐惧心理，保持精神愉悦、轻松，以愉快的心情迎接宝宝的诞生，积极配合医生参加分娩活动。

什么是自然分娩

胎儿发育正常，孕妈咪骨盆发育正常，孕妈咪身体状况良好，靠子宫阵发的、有力的、有节律地收缩将胎儿推出体外，这就是自然阴道分娩。它是最为理想的分娩方式。因为这是一种正常的生理现象，对母亲和胎儿都没有多大的损伤，而且母亲产后很快能得以恢复。

自然分娩是人类的正常生理现象，婴儿经过自然分娩有助于其健康成长和发育。从生理学角度看，孕妇不是病人，其全身变化为胎儿在宫内发育成熟提供了天然条件，一朝分娩，胎儿胸部经过产道而受压，使上呼吸道羊水排出，出生后使呼吸道畅通，落地后就可哇哇啼哭，使肺泡很快扩张，建立良好的呼吸功能。另外，自然分娩时，宫缩时的挤压与产道的正常碰撞，使胎儿的头部血液充沛，对脑细胞的营养及智力发育很有好处。孩子的智商是受遗传因素和环境因素的影响，认为剖宫产能使孩子变得更加聪明是没有道理的。

什么是无痛分娩

分娩带来的疼痛会对胎儿产生不利的影响。资料显示，当人体感到严重的疼痛时，会释放一种叫儿茶酚胺的物质（主要由肾上腺素和去甲肾上腺素组成），这种物质对产妈咪和胎儿都会产生不利的影响。儿茶酚胺的增多会减弱子宫收缩的协同性，不协调的宫缩会使宫颈扩张速度减慢，新生儿的血液和氧气供应都可能受到影响。

痛的产妈咪提供了自然分娩的机会。

孕期小知识

孕妈咪在了解了自然生产的过程和好处后，会树立自己生宝宝的信心。同时，丈夫也应了解这方面的知识，在妊娠晚期更加体贴妻子，让她保持一个愉快的心情，并鼓励她，为了自己和孩子的健康，在正常的情况下争取自然分娩。

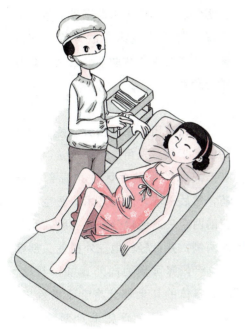

无痛分娩是几乎没有疼痛的自然分娩。一项随机调查显示，93.6%的孕妈咪期望自然分娩，但却担心分娩疼痛，担心胎儿安全。也正是基于这些担心，很多产妈咪及其家人选择了剖宫产。专家指出，剖宫产是处理高危妊娠和难产的有效方法，但它毕竟是一种手术，有可能对新生儿和产妈咪自身造成不必要的损伤。自然分娩的产妈咪产后恢复快，自然分娩的婴儿有经过产道挤压的过程，因此在呼吸系统等方面的发育也较好。两者利弊显而易见，无痛分娩为害怕生产疼

无痛分娩的镇痛方法有哪些

1. 精神无痛分娩法

给产妈咪及家属讲解有关妊娠和分娩的知识，使她们对分娩中所发生的宫缩疼痛有所理解，对分娩的安全性有了信心，这可使产妈咪消除恐惧、焦虑心理，分娩时产生强有力的宫缩，有助于产程顺利进展。指导产妈咪在宫缩增强以后，做缓慢的深呼吸，以减轻宫缩时的疼痛感觉。目前开始提倡家属陪伴待产与分娩。痛苦之时，有亲人在身旁守护，产妈咪会感到无限安慰，增强对疼痛的耐受性。

2. 药物镇痛

药物镇痛可起到镇静、安眠、减轻惧怕及焦急心理的作用。临床中常

用的镇痛药物有安定、杜冷丁等药物，但不可大量使用，尤其是胎儿临近娩出前3～4小时内，以免影响宫缩和抑制新生儿呼吸。

3. 使用镇痛分娩仪

当产妈咪出现规律性宫缩后，可使用镇痛分娩仪，临床中已收到良好效果。

4. 硬膜外腔阻滞镇痛

镇痛效果较为理想的是硬膜外阻滞镇痛，通过硬膜外腔阻断支配子宫的感觉神经，减少疼痛，由于麻醉剂用量很小，产妈咪仍然能感觉到宫缩的存在。产程可能会因为使用了麻醉剂有所延长。但是可以通过注射催产素加强宫缩，加快产程。硬膜外阻滞镇痛有一定的危险性，如麻醉剂过敏、麻醉意外等。由于在操作时程序比较烦琐，在整个分娩过程中需要妇产科医生与麻醉科医生共同监督、监测产妈咪的情况。

5. 其他镇痛方法

孕期应加强对肌肉、韧带和关节的锻炼，放松思想。培养松弛和想象的艺术，创造良好的分娩环境，或者在分娩时身体浸在水中。这些方法都可减轻分娩时的疼痛。

有哪些人工辅助分娩措施

在自然分娩过程中出现子宫收缩无力或待产时间过长时，适当采用一些加速分娩的方法以增加子宫收缩力，缩短产程。如遇到胎儿太大或宫缩无力、产妈咪体力不够时，就要用会阴侧切、胎头吸引器帮助分娩。人工辅助阴道分娩比自然分娩稍困难些，但在医生的帮助下也会使产妈咪顺利分娩。

1. 产钳助产

产钳是用来牵拉胎头以娩出胎儿的助产工具。采用产钳助产法时，先在产妈咪的骨盆底区注射局部麻醉药，然后采取外阴切开术。医生把产钳的两个夹适当地分别放在胎儿头部的两侧，并且轻轻地往外拉使头部娩出。产妈咪可用力向外逼加以帮助，婴儿身体的其余部分将会正常娩出。不少孕妈咪认为产钳助产对胎儿有害，而要求剖宫产。实际上是只知其一，不知其二。因为剖宫产对胎儿来说并非百分之百的安全，并且术后产妈咪还有发生近期和远期并发症的可能，而正确使用产钳助产，母体创伤较小，对胎儿也无害。

分娩过程中，有不少情况需要用产钳助一臂之力。如：产妈咪有心脏病、妊高征，不宜用力屏气；胎心率发生异常、羊水混有胎粪，提示胎儿宫内窘迫，需缩短第二产程，及时娩出胎儿，让胎儿脱离险境；第二产程已超过2小时，产妈咪出现宫缩乏力；子宫有疤痕，为确保母子平安必须迅速结束分娩。因此,产钳是常用的不可缺少的助产工具。使用产钳助产,在婴儿头部的两侧会留下产钳压迫的印记或出现青肿,但这些是无害的,并且几天内就会消退。

如果通过仔细检查,判断正确,操作准确,产钳助产对母婴有益无害。若助产者缺乏产钳助产知识,判断错误,使用不当,则有可能造成产伤,如小儿颅内出血、面部皮肤擦伤及面神经损伤等,也可能造成母体会阴撕伤。

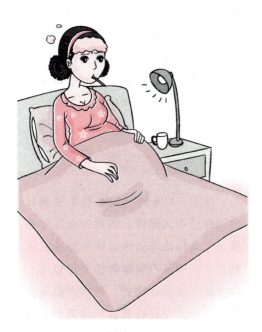

目前,由于剖宫产手术变得简便而普通,困难的产钳助产基本为剖宫产术所代替。不过在适当的情况下,产钳术对应急处理某些难产是必要的,是剖宫产不能代替的。

2. 会阴切开术

在分娩过程中,胎头一下降到产道,会阴部和外阴部被极度拉长,组织和皮肤都感到针刺般的疼痛,这在露头的时候最为显著,也有造成撕裂的。这个裂伤一般是从阴道口向肛门的方向纵行撕裂,也有左右斜向撕裂的例子。这样严重的撕裂,有波及阴道和子宫的可能性,所以医师和助产士在产妈咪分娩时必须对会阴部加以保护。

保护会阴的方法就是使母体腹压一点一点地增加,不要让胎儿急速娩出,而是一点一点地娩出,尽可能防止会阴部急剧拉长。再者,可先切开这个部位,使之较容易地把婴儿娩出,这就是会阴切开术。这个手术使得分娩变得容易些且刀口是完全可以愈合的。为此,现在分娩时几乎都施行会阴切开术。手术在分娩进展到会阴部针刺样牵拉痛时进行,但事先要给予局部麻醉,所以不会感到疼痛。分娩后将此处缝合。如果顺利的话,4~5天就可以拆线。

缝合后为了不使之化脓感染,请注意决不能用手指去触摸伤口。另外,如过早地站起来,也有再次裂开的可能。所以卧床时间必须要比一般分娩更加长一些。

拆线之后就不需那么担心了。很多人比较关注下一次生孩子的时候要不要再切开会阴这个问题。可以这样说，因为初次分娩时产道曾扩张过，下一次分娩就容易得多，因此，通常情况下不需再切开。

什么是坐式分娩和水中分娩

1. 坐式分娩是一种很古老、很自然的生产方法，这种分娩姿势是与生理相符的姿势。坐式分娩的优点：

（1）产妈咪取坐式时，有利于胎头入盆，可缩短产程，使胎儿容易娩出。

（2）增加子宫灌注，降低胎儿窘迫率和新生儿窒息率。

（3）产妈咪感觉体位舒适，易于屏气，减轻体力消耗。

（4）减少疼痛。

（5）利用体位助产可明显缩短第一产程。

坐式分娩虽然有很多优点，但这种姿势也存在缺点：

（1）坐式分娩不便于接生，要求医务人员有较好的医德医风和奉献精神。

（2）如果医务人员观察、保护不当，易造成会阴裂伤。

（3）若坐式分娩时间过长，易致外阴水肿。

2. 水中分娩是最简单的能够让产妈咪感到很放松的分娩方式。水中分娩就是产妈咪躺在特殊的浴缸中，这种浴缸对消毒和恒温设施的要求相当高。分娩时，水温要保持在36℃～37℃，而环境温度为26℃。水必须经过消毒，整个分娩过程中，需要换几次水。水中分娩比较快，能减少对母亲的伤害和缺氧的危险；便于休息，便于翻身，而且36℃～37℃的温热水可减少分娩时的痛苦。在水中，由于浮力的作用，可以有效地帮助肌肉放松，并支撑产妈咪的肌肉和骨骼，缓解痛苦。水中分娩同样也存在局限性，如对于患有心脏病、产前出现胎膜早破、有难产倾向和有内脏并发症的产妈咪，不能在水中分娩。

坐式分娩和水中分娩的出现不仅增加产妈咪的舒适感，更能够体现回归自然与分娩的人性化。

什么是陪伴分娩

几乎100%的产妈咪都希望在分娩时身边有人陪伴。因此，近几年来推出了全程陪伴分娩。陪伴分娩方法是近年来国际产科学界极力提倡的一种全新分娩护理模式，是指产妈咪在产程早期，允许在普通病房活动，使其精神放松，可以开展各项正常的活动，有家人陪伴。而当产妈咪出现规律的宫缩，宫口开大2厘米后，进入分娩待产室，由一名助产士实行"一对一"全产程陪伴分娩，分析孕妈咪的心理状态，以谈心方式与产妈咪亲切交谈、沟通、建立"朋友"关系，建立良好的医患关系。了解产妈咪的各方面需求，做好心理及生活护理，并进行健康教育，帮助产妈咪建立对自然分娩的信心。

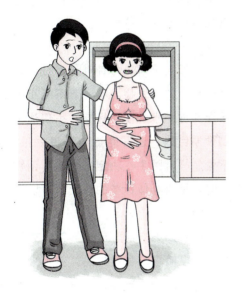

全程陪伴分娩能及时发现和处理产程中的异常情况，随时将产妈咪的情况反馈给产妈咪和家人，让家属放心，产妈咪安心。做好活跃期产妈咪的非药物性镇痛，教会产妈咪哈气法和深吸气法，让产妈咪处于舒适体位，同时予以按摩以稳定产妈咪的情绪。指导宫口开全后的产妈咪屏气用力和放松哈气，全心全意地给予产妈咪以支持、鼓励，缩短产程，促进顺利分娩。

全程陪伴分娩还允许产妈咪的丈夫或一位亲属共同陪伴，帮助产妈咪建立对自然分娩过程的信心，并将产妈咪的产程进展的各项情况及时与产妈咪及家人进行交流，共同完成分娩过程，直至产后送返母婴同室病区。通过助产士及亲人的全程陪伴与鼓励、安慰及体力上的支持，使产妈咪消除恐惧、焦虑情绪，解除紧张与孤独感，保证母子健康，提高产科质量，使分娩成为一种自然、安全的过程。

 什么是导乐分娩

为了改变陪伴分娩模式以更好地适应产时服务模式的要求，1996年在美国出现了一种新的分娩方式即导乐分娩。国内部分医院也开展了导乐分娩。导乐是指一个有生育经验的医务人员在产前、产时及产后给予产妈咪持续的、生理上的支持和帮助，以及精神上的安慰和鼓励，她们不仅有生育经验，而且富有爱心、同情心和责任心，并具有良好的人际交流技能，能给产妈咪安全和依赖感，进而减轻宫缩疼痛和消除产妈咪紧张情绪的一种很好的助产方法。准爸爸也可在医务人员的指导下帮助产妈咪做一些事情，如握手、抚摩、按摩、擦汗等，给予孕妈咪心理及精神上的支持，在促进夫妻感情上也有一定的积极意义。

从产妈咪住进医院待产开始，导

乐就会陪伴在旁边，向产妈咪介绍分娩的生理特性，消除产妈咪恐惧心理并细心观察产妈咪出现的各种情况，以便及时通知医生进行处理。同时，鼓励产妈咪进食，解释产妈咪及家属提出的问题。

进入分娩期导乐先向主产医生介绍产妈咪的基本情况，协助医生做好各项准备工作。在产妈咪身边指导鼓励如何正确用力，替产妈咪擦汗，不断给产妈咪以心理上的支持。在宫缩间隙时要喂产妈咪喝水、进食，以帮助产妈咪保持体力。

在产后观察期，导乐会陪同产妈咪一起回到病房，进行两小时的母婴健康观察，指导产妈咪和婴儿及时进行肌肤接触。

 孕期小知识

因为导乐都由有多年的接生经验和专业的医学知识的医务人员担当，所以在整个陪伴过程中能及时发现并处理产妈咪的各种情况，能够更专业、更大程度地保障母婴安全。由导乐陪伴的产妈咪由于有了安全感、自信心及得到科学指导，使产程缩短，缩宫素滴注减少，镇痛药应用减少，剖宫产率下降。而且产后母亲恢复快，产后抑郁少，对婴儿关心照顾多，母乳喂养多而使婴儿发病减少。简而言之，导乐陪同产妈咪使分娩更容易、经历更愉快、母婴更健康。

 ## 什么是剖宫产

剖宫产是一种经腹部切开子宫取出胎儿的手术，应用得及时得当可起到挽救母子生命的作用。

1. 剖宫产的适应证

一般用于解决各种难产及妊娠分娩过程中的并发症。不过若不能正确掌握此种手术的使用标准，不仅达不到预期目的，还可能造成不良后果。不管怎样，医生在决定是否采用剖宫产时，是有具体标准的，大致有以下几种情况：

（1）产妇方面。产道异常，如骨盆狭小、畸形、骨盆与胎儿头围大小不符；先兆子宫破裂；重度妊娠并发症，如并发心脏病、糖尿病、慢性肾炎等，妊娠高血压综合征；临产前子宫收缩无力，经用催产素无效者；产前发生严重大出血，如前置胎盘，胎盘早期剥离等；产程过长（超过30个小时）；高龄初产妈咪（大于35岁）；产妈咪患有急性疱疹或阴道性病者。

（2）胎儿方面。胎位异常，如横位、臀位，尤其是胎足先入盆，持续性枕后位等；产程停止，胎儿从阴道娩出困难；胎儿尚未分娩，而胎盘提早剥离，或脐带先行由阴道脱出者；胎儿宫内窘迫、缺氧，经治疗无效者；其他不宜自然生产者。

2. 剖宫产的优缺点

目前，世界各地剖宫产率都有升高的趋势，这和医疗技术水平的提高有关系，同时也和各种社会心理因素有关。但是，奉劝各位孕妈咪及其家人，千万不要以为剖宫产是人类生产的捷径，它只是万不得已的情况下而采用的助产手段。因为它在带来一定帮助的同时，也存在一定程度的危害。下面从母婴两个方面进行利弊分析：

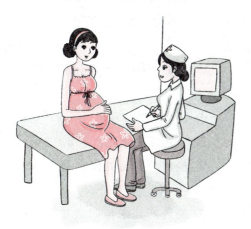

（1）产妇方面。对于有剖宫产适应证的孕妈咪，剖宫产不但能使其少受痛苦，而且还能避免其生命受到威胁。

但是剖宫产带来的负面作用也很多。首先，较正常分娩的孕妈咪来说，出血较多，术后恢复也较慢，产后乳汁分泌也会减少。其次，术后可能引发泌尿、心血管和呼吸系统的综合征，也可能引发子宫等生殖器的多种病变，如子宫切口愈合不良、子宫内膜异位等。最后，对于再次分娩也会有不利的影响。

（2）胎儿方面。在危急情况下，剖宫产确实是挽救胎儿生命的有效手段。在当代，由于手术及麻醉技术的进展，输血安全性的提高，抗生素的发展和应用，大大提高了剖宫产手术的安全系数，是帮助胎儿安全降生的好方法。

但是，剖宫产还会对新生儿有很多不利之处。首先，有研究表明，自然分娩的胎儿其IgG与母体水平相当，而剖宫产的新生儿脐血中缺乏IgG。IgG是人体血清中主要的免疫球蛋白，也是母体通过胎盘传给新生儿的唯一抗体。经剖宫产的新生儿缺乏IgG，机体抵抗能力必然下降，这就增加了患病的概率。

另外，剖宫产的新生儿易发生呼吸窘迫综合征。因为胎儿在母体中时，肺中有一定的羊水存在。经阴道分娩，有挤压作用，能使羊水被排出呼吸道。对于剖宫产，胎儿在数秒之内即被取出，胎体得不到挤压，故羊水仍滞留在肺和呼吸道中。此时易引发新生儿的呼吸不畅，甚至更严重的后果。

 孕妈咪不要青睐剖宫产

选择什么样的方式分娩，已成为

第三篇 顺利分娩方案

孕妈咪热切关心的问题。近年来随着剖宫产率的提高，医学专家对剖宫产的安全性提出了种种质疑。为此，医疗机构采取了一些措施，努力控制剖宫产率，但结果并不乐观，剖宫产率仍在悄然上升。

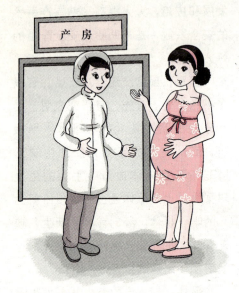

一些女性认为剖宫产会使宝宝聪明，妈妈会保持苗条的体形，产后性生活质量不受影响等，这是没有根据的。研究证明，剖宫产的婴儿在运动协调能力方面不如自然分娩的婴儿，易患新生儿湿肺；剖宫产的孕妈咪产后复原的过程要比自然分娩的更慢，更伤元气。

如果孕妈咪为了避免难产而要求剖宫产，不要忘记了剖宫产本身就是创伤性分娩方式，是一次腹部外科手术。是否需要剖宫产来避免可能的难产，应由医生决定，而不是由你或丈夫来决定，只有医生掌握剖宫产的手术指征。

如果孕妈咪为了避免分娩的疼痛而选择剖宫产，那是最不划算的，手术麻醉过后，刀口开始疼痛，大多需要注射杜冷丁等药物来止痛，还有很多术后带来的不便。剖宫产是一次创伤性手术，存在一定的风险系数，如可能发生麻醉意外、感染、肠粘连等。顺娩后48小时就可带着宝宝安全出院，剖宫产要在医院至少住一周左右。

孕妈咪在选择剖宫产以前，应明确知道：

1. 现有的资料表明，剖宫产与自然阴道产相比，前者死亡率增加3倍。

2. 剖宫产术后并发症是自然分娩的2～3倍。

3. 剖宫产儿未经阴道挤压，湿肺的发生率高于自然分娩儿。

4. 剖宫产儿发生运动不协调的概率高于自然分娩儿。

5. 中枢神经系统抑制、喂养困难、机械通气等现象，在选择剖宫产中更常见。

6. 应最大限度减少分娩时的医疗干预。

7. 自然分娩是人类繁衍的自然生理过程，是目前人类生育最合适最安全的方式。

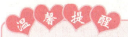

孕妈咪尽管对即将来临的分娩痛有所准备，但分娩一旦真的降临，常常让产妈咪始料不及。痛苦、哭喊、挣扎，把分娩带来的不适和疼痛扩大化。这时守候在身旁的丈夫可谓是焦急万分，丈夫们不但心疼妻子，更担心母子的安危。他们普遍有这样的错误认识：剖宫产是解除妻子疼痛，保证母子平安的最好办法。所以，当产妈咪宫缩变得强烈，离胎儿的娩出越来越近的最紧要关头，在妻子最需要丈夫鼓励的时候，丈夫却全线崩溃了，只要能不让妻子难受，宝宝快快出来，做什么都可以，比妻子有更强烈的愿望选择剖宫产，而他们又是能在手术协议上签字的人。有些自然分娩宣告"失败"，就是这样造成的，这样的"难产"越来越多，剖宫产率居高不下也就在所难免。因此，丈夫一定要鼓励妻子自然分娩，这样才是真正对母婴有利无害。

剖宫产注意事项

1. 签手术同意书

无论因哪种情况行剖宫产，医生和护士都会告诉你应该注意什么，也会向你的丈夫（如果你的丈夫不在身边，会由你选择一位亲属或你最信赖的朋友）交代手术的相关问题，会让你的丈夫在手术协议上签字。

2. 出现临产先兆，立即去医院

如果你是预知要行剖宫产的孕妈咪，当阵痛发生时，应立即到医院。如果胎儿已经进入产道，就很难再行剖宫产了。经产妈咪尤其要注意这一点。

3. 术前禁食

术前应该禁食，一般要在术前6～8小时禁食。如果决定第二天早晨剖宫产，就不要吃早餐了。如果决定午后剖宫产，午餐就不要吃了。

4. 克服刀口痛，母乳喂养

剖宫产后不能马上喂母乳，也不能让宝宝出生后趴在妈妈的怀里。当医生允许你喂母乳时，一定要克服手术刀口的疼痛，给宝宝哺乳。这时你可能还没有多少乳汁，不要紧，宝宝越吸吮，乳汁分泌会越多。

5. 术后早活动

剖宫产后，医生会鼓励你早活动，通常情况下术后24小时就可在床边走动。有排气后就可进食了。

6. 一定要避孕

剖宫产后避孕很重要。如果你还准备生宝宝，要比自然分娩等待更长的时间，最好距本次剖宫产1年以上。如果希望下次自然分娩，则最好等2年后再怀孕。一旦意外怀孕，人工流产对身体危害极大。剖宫产至少要过去半年，意外怀孕做人流才是安全的。因此，行剖宫产的孕妈咪产后避孕，是极其严肃的一件事情。

7. 仍需做盆底肌锻炼

因为胎儿没有经过产道，就认为骨盆底肌肉和韧带不会松弛，所以不需要做骨盆底肌肉和韧带的产后锻炼，这种看法是错误的，产妈咪仍然需要锻炼。

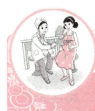

第十三章 如何顺利分娩

分娩需要医生或助产人员帮忙，也需要产妇正确的配合，应当相信现代医学技术，围生医学和技术手段现在已经相当成熟，应对各种意外情况和变化的能力，是妇产医学早已经能够解决的问题。因此，一旦遇到难产因素，作为生产的主体，产妇一定要相信现代医学技术、相信医生，能够帮助自己顺利渡过难关。

分娩前的征兆

分娩一般在预产期前后的两个星期里，具体哪天分娩，这对于孕妈咪本人及医生来说，都是未知的。所以，孕妈咪在此期间一定要格外注意，要仔细观察自己身体的变化，并且每隔4～5天，都要到医院检查一次，其他时间应充分休息，保证体力和睡眠，以迎接分娩时刻的到来。当身体出现以下这些情况时，即为分娩的征兆：

1. 宫缩

宫缩力弱，持续时间短且不恒定，间歇时间长且不规律，强度不加强，常在夜间发生，清醒后消失。这时离分娩还有段时间，不必马上去医院待产，可进行适当的活动，或卧床休息，注意进食一些有营养的食物。当出现有规律宫缩后，收缩持续时间延长，间隔时间缩短，强度加大，宫口逐渐打开，胎头下降，是临产开始的表现。此时，应立即送医院待产，如为初产妇则若干小时后才开始分娩。

2. 见红

分娩发动前24～48小时内，子宫内口处胎膜与宫壁分离，小血管破裂流出的少量鲜血，混合阴道、子宫颈的分泌物形成血性黏液，从阴道排出，称见红。见红应与阴道流血相鉴别。

3. 胎儿下降感

子宫位置降低，胎先露部分下降

进入骨盆入口处,上腹部较前舒适,食欲增加,呼吸轻快,但因对膀胱的压力增加,产生尿频,且有残尿感。下腹部出现膨胀感,大腿底部出现抽筋感的前兆表现出现后,很快就开始出现子宫不规则收缩。

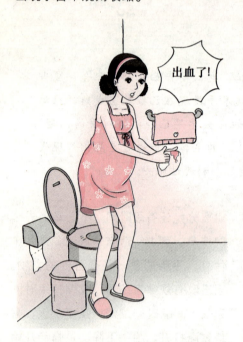

出血了!

出现产兆不是正式临产,其后进入临产的时间,因人而异。临产有其特有的标志:有一定强度的规律宫缩,间隔5～6分钟,持续30秒以上,并逐渐加重和频繁;进行性宫颈管消失,宫口扩张,胎头逐渐下降。

孕妈咪分娩时必须拿掉首饰。因为当产妇在生产中发生危险的时候,医生要对其进行抢救,项链和手镯所处的位置正是可能要进行插管和打点滴的位置,如果不把它们拿掉就会影响到抢救过程,造成危险。

分娩第一产程

分娩第一产程,又称宫颈扩张期,或称开口期,是指从开始规律宫缩到宫口开全的过程。

宫缩产生阵痛是正常生理现象,产妇这时适当活动可感觉好一点,不必为此担忧和恐惧。这一时期医生应经常观察宫缩情况和胎儿状况,判断产程进展,并给予一定的帮助和处理。

将手平放在产妇子宫体部以观察到子宫收缩,子宫有规律的收缩,随着产程的进展,持续时间逐步延长,频率逐渐变高,强度不断增加,到宫口开全时,宫缩持续可达1分钟。间歇时间缩短为1～2分钟。子宫收缩,使宫颈口逐渐开大,胎儿的先露部逐渐下降,直至子宫颈口开大到10厘米,胎儿的头部可以通过,胎头即可露出于阴道口。

在观察宫缩情况的同时应注意关心产妇,消除其不必要的思想顾虑。产妇产生不良思想情绪可直接影响宫缩,引起疲劳、乏力,甚至延长产程。产妇应积极配合医生,在医生指导下做助产动作,促使宫缩正常进行。助产动作可起到很大的作用,不应忽视,产妇每逢宫缩即做深呼吸运动,并轻柔地按摩下腹部,或用拳头紧压腰部肌肉配合深呼吸运动,直到一阵宫缩过去再停止。这样做可以增加氧气量，减轻子宫肌肉疲劳和宫缩对大脑的刺激，并且可转移产妇注意力，帮助其保持镇静。在胎头通过宫颈口时，疼痛最为剧烈，产妇应保持镇静，如不能忍受，可做短促呼吸，千万不可使腹部胡乱用力，否则将使产程延长，且疼痛也将加剧。

胎心是反映胎儿宫内状态的敏感指标。胎心音应在阵缩间歇时听，每次听1~2分钟，正常每分钟140次左右，清晰、规律。这一时期应每2小时听胎心一次，宫缩加剧时改为半小时到1小时听一次。如胎心音快于160次/分，或慢于120次/分，或者节律不一，时快时慢，应立即给予处理。

正常孕妈咪可4小时测量血压一次，妊高征产妇应严密监测。

分娩第二产程

分娩第二产程，又称胎儿娩出期，是指从宫口开全到胎儿娩出的过程。初产妇约2~4小时，经产妇大约1~2小时可完成。

这时胎儿的头下降和子宫的收缩都产生剧烈压迫，胎膜破裂，羊水流出，在破水后，胎儿才可从胎膜中排出，继续娩出，并且羊水可润滑产道，让胎儿顺利通过。一般宫口开全后，都可自动破水，少数未破者可行人工破膜。

破膜后，宫缩常暂时停止，随后又出现并且加重。当胎头降到骨盆出口压迫盆腔组织时，产妇有排便感。这时配合阵痛用力，向下屏气加强腹压及子宫内压，胎儿可被缓慢推出产道口。之后由于胎儿已经下降，疼痛将稍有缓

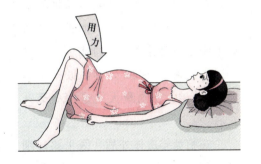

解，随着产程进展，会阴部渐渐膨隆变薄，肛门括约肌松弛，胎头不断露出阴道口。胎儿继续下降，并为适应产道不断转动胎头，胎头逐渐娩出，当见到胎儿头发时胎儿不再回缩，称之为胎头着冠。胎头娩出时产妇已不必再用力，依靠腹压、阵痛和医生的帮助，胎儿的头、背、躯干将随着羊水的溢出缓慢娩出，这时应当注意的是防止胎头通过阴道口时会阴撕裂。

胎儿刚刚娩出时脐带仍与母体相连，医生将脐带剪断后应仔细包扎好。清理干净呼吸道后，婴儿可建立自主呼吸，发出来到人世的第一声啼哭。洗掉婴儿的血迹后，测量婴儿的身长、体重、胸围、头围，并做记录。

分娩第三产程

分娩第三产程,又称胎盘娩出期,或称后产期,是指从胎儿娩出到胎盘娩出的过程。

胎儿娩出后,子宫底下降到脐水平,产妇感觉轻松,子宫很快地再次收缩,疼痛已明显减轻,胎盘从子宫壁上脱落,会随着出血排出体外。这一过程大约10~20分钟,最多不超过30分钟,出血量大约是150毫升左右。

在胎盘排出体外后,医生要仔细检查胎盘,以确定胎盘是否完全排出,保证宫内无残留物。另外,还要仔细检查子宫、阴道口及会阴,排除或处理撕裂。如都没有异常,可垫上卫生巾,再观察一会儿是否有血流出。一段时间后如确定未再出血,应为产妇清洁身体,推回病房,分娩过程即告完毕。

产妇应该怎样配合分娩

有些产妇认为分娩主要靠助产士或产科医生,那可错了。助产顾名思义就是帮助或协助产妇分娩,唱主角的恰恰是产妇自己。大量调查研究资料表明,在有些情况下本来应该是正常分娩,而且能够顺利分娩,却因产妇不能正确对待分娩,过于恐惧,极度紧张,不与医务人员合作,结果变成难产,危害母子的健康甚至生命。因此,每个产妇必须积极、主动地与助产人员密切配合。

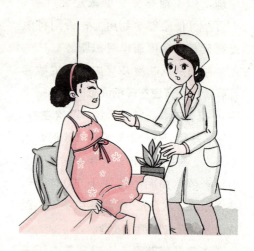

首先,产妇不能性急,一开始宫缩(腹痛)就盼快生是不正确的。因为从子宫有规律的收缩开始到胎儿娩出,初产妇一般要经过12~16小时,这段时间不能靠药物和其他方法缩短,否则会造成严重后果。不少地方(主要是偏僻的山村)都有给产妇滥打催产素造成子宫破裂引起大出血,致使产妇送命的惨痛例子。所以,产妇一定要有信心和耐心。

其次,为了能有充足的体力应付分娩,产妇在宫缩的间歇期,一定要吃些东西,最好是流质食物,如牛奶、面条、甜粥、鸡蛋汤等,以增强体力,预防产力不足。

再次,在分娩时一定要听从助产

人员指挥,她让什么时候用劲儿就什么时候用劲儿,让用多大劲儿就用多大劲儿,没让用劲儿时千万别自己乱使劲儿,以免体力消耗过大,做无用功。同时,产妇必须保持头脑清醒,情绪稳定,不要慌乱,不必恐惧和紧张,紧张往往会妨碍子宫正常收缩,不利于顺利分娩。有些产妇在子宫阵缩时大喊大叫,甚至浑身乱抖、乱动,这样做非常不好,会使体力大量消耗,造成产力不足,引起滞产。同时,全身乱动,肌肉紧缩,也会妨碍软产道充分扩张,不利于胎儿顺利娩出。

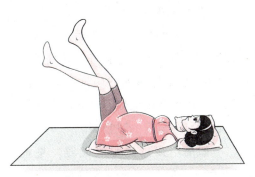

最后,在配合分娩上也有学问。具体做法是,当宫缩比较频繁时(约每分钟1次),产妇可深吸一口气,使腹部逐渐鼓起来,吐气时让腹部慢慢下降,同时双手在腹壁两侧或后腰部,由上至下地按摩,这有助于胎儿顺利娩出。当胎儿将要娩出时,胎头到达会阴部时,由于压迫直肠会出现一种要解大便的感觉,这时要在宫缩开始时吸一口气,然后憋住,接着再像便秘时解大便那样向肛门会阴部用力,间歇时(宫缩停止时)应休息,不再用力;当胎儿刚娩出阴道时,产妇腹部会产生一种突如其来的空虚感。在此之前,必须听从助产人员的指挥,宫缩时要张口呼吸,不再用力,当宫缩间歇期再稍向下用力(切忌用力过猛),以便胎儿从产道内逐渐娩出,防止胎儿猛然冲出,因而造成会阴撕裂。

为减轻分娩过程中的阵痛,产妇要学会正确呼吸和自我按摩。当子宫阵缩开始时,产妇可自然缓慢地深吸气,阵缩过后,再把气缓慢地呼出去。当子宫口开全后,阵缩强烈,产妇可用手握住床边把手,并向下屏气。若阵缩过紧,疼痛甚剧,产妇吸气时可用双手从下腹部两侧按摩到腹部中央;呼气时,又从腹中央按摩到腹部两侧,反复多次,也可用手轻压腹部最不舒服的部位,都可减轻疼痛。

孕期小知识

生孩子是上天赋予女人的一项生理功能,是一个非常自然的生理过程。现在有很多孕妈咪一提到分娩就感到恐惧。由于怕疼、怕孩子不好或这样、那样的理由,宁可做手术剖宫产也不愿意自己生。其实这样想法的产生主要是由于对自然分娩的过程不了解。一旦了解就可以增强孕妈咪对自然分娩的信心,消除对分娩的恐惧心理。

还有一点应该知道的是，产妇在临产前必须排空大小便，这会有利于分娩，否则会妨碍顺利分娩，值得注意。

初产妇和经产妇的不同

初产妇和经产妇最大的不同之处，就在于产道难以扩张和容易扩张。经产妇由于子宫口曾经开放过，所以产道也容易扩张开来。因此，阵痛一旦正常地增强起来，胎儿就急速下降，多数情况下生得较快。初产妇则不是那样，而是要慢得多。所以就算阵痛开始了，还会有一段较长的时间。一般的经产妇只需初产妇分娩时间的一半。不过，初产妇对一些症状能早些予以注意，也是非常重要的。

但是，关于分娩，不论是初产妇还是经产妇，都必须听从医生和助产士的安排。因为情况每时每刻都在不断变化着，绝不允许自己任意行动。即便是同样的用劲，如果得不到医生指导，仍会白白消耗体力。所以，一定要信赖医生和助产士的指导。

短促呼吸的运用

胎儿的头部露出外阴后不久，头部最宽的部分就会通过外阴，之后靠子宫收缩的力量就已足够，不需再用力。产妇一旦用力或发出声音，就会使胎儿头部受压迫，导致伸展变薄的会阴部（肛门与阴道之间）裂开。为了防止这种情形，并方便助产士工作，可利用短促呼吸取代用力。

短促呼吸是在分娩第2产程的最后阶段所做的动作，且只做1次（1次1分钟，有时必须反复做几次），由于时间短促无法修正，所以绝不可轻视它的重要性。正确的方法如下：

仰卧、膝盖弯曲、双腿充分张开、双手交叉握在胸前。

用平常的方式吸足气后，立刻快速地吐气再反射性地吸气、吐气……反复做短促急速的呼吸。如同长跑后，自然而然地急促呼吸要能听得到"哈！哈！"急促的呼吸声。

如果中途感觉呼吸困难，是把"吐气——吸气"的顺序搞错了，而变成"吸气——吐气"所造成的。

吐气量与吸气量必须相等，否则会感觉呼吸困难，此时要立刻中断。短促呼吸时，吐气量多半多于吸气量，所以吸气时要大口大口地吸。

进入呼吸运动前的吸气，如果吸入的量比平常多，或以全身来做运动时，下半身容易摇晃，造成助产士工作上的不便。

分娩前，只要记住秘诀，就能快速学会短促呼吸的方法。最主要的是,记住它的呼吸量与平时相同,只是速度较快而已。

如果还不会的话,可捏住鼻子、张开嘴巴,暂停呼吸数秒后再吸气,然后以这种状态呼吸,再稍微加快速度即可。从怀孕第 10 个月初开始,最好每晚练习一次,等熟练之后再配合用力一起做,试着练习在用力的途中突然转做短促呼吸,直到配合良好为止。

分娩时母体和胎儿的状态

	母体	胎儿
第1产程	一般初产妇 10～12 小时,经产妇 5～6 小时。 阵痛的间隔逐渐缩短从 7 分钟,5 分钟,到 3 分钟。疼痛也逐渐加重,包括使子宫口在内的产道缓缓地扩张。 注意事项:要好好利用疼痛的间隔,做深呼吸,沉着地准备着最关键时刻的到来。	胎儿头进入产道。每次强烈的子宫收缩,进一步把胎儿挤向产道。
第2产程	一般初产妇 2～4 小时,经产妇 1～2 小时。 宫缩的力量格外强起来,胎头即将娩出,破水了,每次疼痛相距也近些。向外挤的力量更加强烈起来。 注意事项:按照医师、助产士的指示进行。要注意有排便的感觉时不必害羞,这是因为胎头压迫直肠和肛门,是正常的反应。因为事先已灌肠,当然只是感到便意而已。	胎头到达阴道入口之处,可初见到后头部的先露部位,开始缓缓地向外娩出。
第3产程	一般初产妇 10～20 分钟,经产妇 10 分钟。 疼痛完全消失了。在两腿间感到的是婴儿的实体。随着轻微的疼痛胎盘剥离娩出。 注意事项:耐心地、静静地等待着产后的到来。	婴儿放声大哭。脐带搏动。从切断脐带起,他就成了一个真正的婴儿。

如何减轻分娩时的疼痛

分娩会有一定的疼痛，如果对自己的宫缩强度有所准备，对疼痛耐受性有所理解，并学会一些缓解疼痛的方法，分娩就没有想象的那么痛苦。

分娩疼痛的刺激源于子宫本身，而疼痛却表现在腰背等身体不同部位，产妈咪往往因疼痛呻吟、呼叫而过度换气，以致潜伏很多危险。比如使母亲更加缺氧，使胎儿、脐带、子宫、胎盘的循环血量减少等。采用适当的措施缓解疼痛，减弱或者消除以上应激反应，确实对母子平安非常重要。

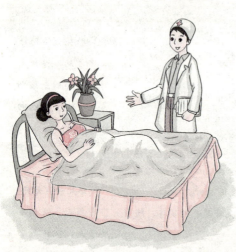

说到缓解疼痛，一般可能先想到用止痛药。然而，药物会影响产妈咪对分娩快乐的确切感受。如果是第一次分娩，产妈咪也许很想了解自己对分娩疼痛的承受能力。在没有下决心使用镇痛剂前，可以先不用药。当产妈咪想用镇痛药时，也可以先等上15分钟后再说。看看疼痛是否能够完全靠毅力克服，是否已经增强到非用药物缓解不可的地步。

有很多非药物性的方法能帮孕妈咪减轻疼痛。首先是变换体位。产妈咪不妨靠在丈夫身上或扶着墙壁来回走动，并且摇动其骨盆，这可能会使产妈咪感到比仰卧在床上舒服。在改变体位时，还可能发现某些姿势特别舒适，能减轻腰背的压力。如果改变体位也不能缓解疼痛，那么丈夫的按摩，比如适度地反复摩擦产妈咪的骶骨，也许能有奇妙的效果。

还可以试试意念控制，在脑海里构画一幅美妙的图画，这也是平息恐惧和减轻疼痛的有效方法。例如在第一产程，宫缩正在使宫颈张开时，你可以想象一朵花蕾正在慢慢地绽放，一瓣接着一瓣。许多产妇发觉这种想象能产生舒适感。也可以通过发出声音，如叹息、呻吟，来松弛紧张感，分散对疼痛的注意力。

 ## 胎儿臀位怎么办

预产期到了，可宝宝明明就要出来了，还把小屁股朝着下面坐得稳稳的，称为"臀位宝宝"，该怎么生呢？

宝宝臀位并不表示你一定非剖宫

产不可。医生会权衡剖宫产和自然产的风险，然后根据具体情况给予最好的建议。

首先应让宝宝在母体内转向。半数左右的宝宝一开始，也就是在怀孕

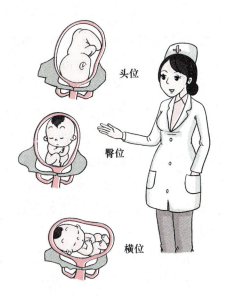

早期都是臀部朝下的。到了孕26～28周，才变成头朝下，如果宝宝到了孕28周还没转向，很可能就会一直保持臀位。如果你的宝宝到了孕28周还没有自行转向，医生会教你采取胸膝卧位纠正，或进行外部胎位倒转术，也就是在你的腹部推挪，帮宝宝转为头向下的姿势；外部胎位倒转术有60%～70%的成功率。有些宝宝还会再转回来，所以需要再实施一次倒转术。

如果宝宝足部先露或膝先露，体重超过3500克，或是早产儿，医生可能就会选择以手术方式生产。

 ## 难产怎么办

难产即指除了阴道自然分娩之外的所有手术产，阴道手术产是指产程情况需要施产钳术、胎吸术或其他助产术协助分娩。

分娩的难易取决于产道、产力和胎儿三个因素，影响分娩的三个因素中，任何一个因素异常都会导致难产发生。在分娩时，产道因素的好坏可通过孕期检查、测量作出较准确的判断，胎儿大小、胎位等到妊娠晚期也可大致作出判断，而产力到临产后才能表现出来，一般到临产后的一定时间才能判断其是否难产。

为了防止难产的发生，孕妈咪在分娩前就应在医生的帮助下选择合适的分娩方式，并且应当全面了解孕妈咪的情况，如身高、体重、病史、妊娠史等，进行详细的全身检查和产科检查，如胎位、胎儿大小、骨盆大小等，然后综合各种因素作出选择。计划性剖宫产术要严格掌握其适应证。此外，对一些有生育困难的孕妈咪要特别关注，如多年不孕，年龄在35岁以上者，或有多次流产、早产史的孕妈咪等。

初产妇有异常胎位剖宫产较为安全，尤其是臀位、横位者。头位难产给予催产素静脉点滴可加强产力，希望能协助胎头旋转，必要时需改行剖

宫产分娩。胎头位置异常难以预测，产程进行到一定阶段才表现，但80%以上阴道分娩成功，不能因此放弃阴道分娩。

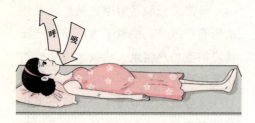

如自然阴道分娩，应密切注意产程进展及胎儿状态，一旦发生异常立即行必要检查，早期发现，早期处理，可有效地避免和减少难产的发生。

常见的软产道异常有子宫畸形（如双子宫，可能导致胎位不正或一侧子宫阻塞产道）、子宫肌瘤、子宫颈肌瘤、子宫颈水肿、阴道横隔或纵隔、外阴严重水肿或瘢痕等，均可能阻碍胎儿通过。

孕期小知识

在自然分娩过程中出现子宫收缩无力或待产时间过长等，适当加一些加速分娩的药物以增加子宫收缩力，缩短产程。如遇胎儿太大或宫缩乏力、产妇体力不够等，就要用产钳或胎头吸引器帮助。人工辅助阴道分娩比自然分娩稍困难些，但有医生的帮助也会很顺利的。

 ## 早产怎么办

在妊娠满 28 周但不满 37 周之间分娩称为早产。此时娩出的新生儿，称为早产儿，体重大多为 1000 克～2499 克，身体各器官未成熟。早产占分娩的 5%～15%，国内早产儿死亡率为 12.7%～20.8%。

早产儿死亡的原因主要是围生期窒息、颅内出血、畸形，胎龄越小、体重越低，死亡率越高。存活的早产儿多数有神经智力发育缺陷，防止早产是降低围生儿死亡率和提高新生儿素质的主要措施之一。

出现先兆早产后应卧床休息，以左侧卧位为佳，可以减少自发性宫缩。静脉输液，以扩张子宫胎盘血流灌注量，减少子宫活动。同时，需进行肛查或阴道检查了解子宫颈容受及扩张情况，但要避免刺激引起宫缩。多数患者通过处理可好转，若未改善，应明确是否进展至难免早产，并给予相应处理。

过期产怎么办

胎龄满 42 足周或以上出生的新生儿称为过期产儿，又称过熟儿。

过期产的原因至今尚未十分明

确，经调查可能与以下因素有关：遗传因素和个人体质，宫缩乏力，胎位异常，胎儿畸形，妊娠末期黄体酮过多、雌激素过少，孕妈咪活动过少，营养条件过度，维生素E过多等。

发生过期产，应参照胎盘功能及宫颈成熟度来决定如何处理。若单纯为过期妊娠，胎盘功能正常，无内科并发症或产科并发症，过期产儿预后良好，一般不主张常规引产，但分娩时易发生难产。过期妊娠时不一定有胎儿缺氧，而且常规引产对新生儿患病率并无改善，并发症多，剖宫产率高。若胎盘功能不足，患病率及死亡率均高，必要时应及时终止妊娠，防止发生胎盘功能不足而导致危险。核对孕周及预产期，确系过期，给予人工破膜或继以催产素静脉滴注引产，并注意胎儿监护，如胎儿缺氧改行剖宫产术引产。预产期不确定时，每周随访2次，胎盘功能良好者，可等待自然临产；胎盘功能减退者，根据减退程度决定剖宫产或引产。

娩出前做好抢救窒息的准备，娩出后及时清理气道，必要时气管插管及加压给氧。如有羊水、胎粪吸入，可出现严重呼吸系统症状或缺氧性颅内出血，应及时给氧。同时，应纠正酸中毒，给抗生素预防感染，补充能量以防低血糖。

丈夫怎样做最佳配角

据调查，97%的产妇希望丈夫在她们生孩子的时候能够握住自己的手，让丈夫能够一起分担生产过程的辛苦，一起聆听宝宝的第一声啼哭，一起共享宝宝降临人世时的无尽喜悦。在中国，爸爸进产房也开始提倡起来。很多人认为，爸爸进产房，能够让他们更多一份爱妻之心。

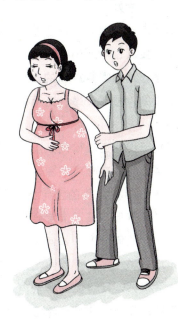

然而，事实上，不是所有的准爸爸都有这样的勇气的，他们说不定看到血会晕，他们可能会比他们的爱人更难以承受痛楚，他们有的还担心一起经历生产过程会影响以后的性生活。那么，准爸爸怎样做才可以使自己成为临产时的"最佳配角"呢？

1. 和孕妈咪一起参加产前训练班，了解生产的过程，以及生产过程中将会发生的一切，以便在产房里应对自如。

2. 学一套缓解产妇疼痛的办法。以下方法可供准爸爸参考：

招数一：好话说尽。坚持鼓励产妈咪表现出色，要表现出对她能够顺利生产的信心，要让她知道她将带给大家一个崭新的开始，要一再表白对她的感情和感激之情，要让她知道你会因此而更爱她。

招数二：按摩高手。在整个生产过程中，要通过对产妈咪不同身体部位的按摩，达到缓解疼痛的效果，比如背部按摩、腰部按摩，还有腹两侧按摩。

招数三：制造轻松气氛。为鼓励产妈咪坚持住，在阵痛间隙，可以和她一起畅想即将诞生的宝宝的模样，将来怎样培养他，调侃宝宝会像彼此的缺点，会如何调皮，如何可爱，生活会如何精彩等，也可以回忆以前可笑的生活事件，反正要竭尽全力制造轻松气氛，让产妈咪尽量放松下来。

3. "兵马"未动，"粮草"先行。要准备好充足的水、点心或者产妈咪平时最喜欢吃的小零食，最好还有巧克力，随时准备给她补充能量，这很重要。产妈咪在生产过程中，体力消耗巨大，汗水淋漓，虽然没有胃口吃什么东西，但是需要喝水。对于产程长的产妈咪，准爸爸有时候需要强迫她进食，保证她在关键时刻还有体力。

4. 不可有半点责备。女人在生产过程中可能会有过激或反常表现，比如大哭大叫，产房里的准爸爸常常会成为攻击对象。在这种情况下，男人千万不可流露出任何责备，对一些生理的异常反应，要表现出极大的理解和容忍，这个时候男人的表现甚至会影响以后的夫妻感情和家庭生活。

丈夫陪伴分娩的意义

丈夫陪伴分娩是指妻子在分娩过程中由丈夫陪同，鼓励和协助妻子分娩。过去，为了预防发生感染，医院都不准许丈夫及家属进入分娩室，唯

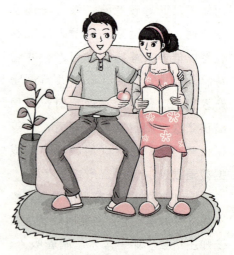

独把产妈咪一个人留在分娩室，此时产妈咪难免会产生一些紧张情绪。研究发现，当产妈咪精神过分紧张时，由于体内肾上腺素的分泌增加会使腹

部阵痛加剧。近年来，已证实了新生儿的感染与丈夫陪伴妻子分娩关系不大。所以，许多医院的产房大门开始向准爸爸敞开，陪伴妻子分娩的人也越来越多。

丈夫陪伴分娩，既能使妻子感到有安全感和心情的放松，又可让丈夫体会到妻子生孩子的艰辛与喜悦，是培养加深体贴和关心妻子的一个重要环节。事实表明，几乎所有陪伴妻子分娩的丈夫，当目睹妻子分娩的艰辛后都会感动万分，从而进一步增强了夫妻之间的感情，对孩子的爱也会油然而生。

丈夫如决定陪伴分娩，应在产前参加医院举办的父亲学习班，了解产程的经过和规律，以便做到与医师和助产士密切配合。

丈夫进入分娩室，要遵守医院的规章制度，穿好隔离衣，严禁在房内随意走动，以免干扰其他产妇，既然决定陪伴分娩，就应给予妻子体贴、支持和帮助，加强夫妻间的对话交流。

妻子在分娩时的情绪变化，丈夫切莫认为是"太娇气"了。

怀孕知识速查手册

第四篇

产后——健康美丽着

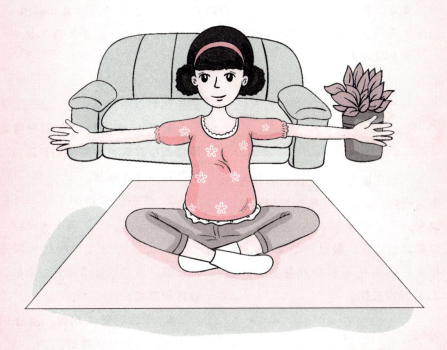

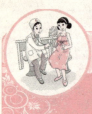

第十四章
健健康康坐月子

一般而言，凡是有营养的食物，月子里均可食用，如各种肉类、鱼类、蛋类、蔬菜、水果、豆制品等，均无特殊禁忌。具体而言，下面一些产褥期卫生是预防产褥感染的重要措施，也是产后保健不可忽视的内容。

新妈妈产后两小时要留在产房内观察

产妇分娩后两小时内，要留在产房内观察。医生要观察产妇阴道流血情况、子宫收缩情况，以及血压、心率和其他情况，鼓励产妇及时小便，帮助产妇进行母婴皮肤接触，产后30分钟内开奶。

产后要及时解小便

人的肾脏将血液过滤，每时每刻都产生尿液，输送到膀胱。当膀胱贮存一定量的尿液后，便向大脑示意要求排尿。正常人1日尿量在1500毫升～2000毫升。产妇分娩以后，第一次排尿会感到困难。造成排尿困难的原因有以下几点：

1. 在分娩过程中会阴部器官因疼痛产生痉挛性收缩特别是尿道括约肌的痉挛还未缓解。

2. 产后还未起床下地，产妇不习惯平卧排尿，一时解不出来。

3. 分娩时胎儿对膀胱和尿道产生压迫，造成这些器官充血水肿，导致排尿疼痛。

4. 产后腹壁变松弛，膀胱的张力下降，引起排尿障碍。

虽然存在种种排尿困难的客观原因，产妇还是应在产后4小时内努力解小便，以免尿液在膀胱内潴留时间过长，尿液中的代谢物刺激膀胱，引起较重的炎症。如果经努力仍排不出小便，可试着蹲起身来排尿，同时用手按摩膀胱部位，或用温水冲洗尿道口，诱导排尿。如以上方法均无效，长时间不能排尿的产妇应请医生治疗。

孩子能够吃到珍贵的初乳。为了早下奶，产妇应让孩子多吸吮乳汁刺激其分泌。

如何度过产后的前3天

产妇在产后的头几天还有以下方面需要注意：

1. 产后尽早自解大小便

产后4小时以后应鼓励产妇自解大小便。由于分娩使尿道和肛门括约肌受压，外阴水肿，会阴侧切伤口疼痛或痔疮疼痛，不习惯在床上使用便盆等，会影响以往的大小便习惯，但应该尽量克服尽早自解大小便。若产后两三天仍未解大便，可适当使用开塞露，但应注意不能依赖药物。多喝水，多吃蔬菜水果，下床活动均有助于大便畅通。

2. 产后的饮食和营养

产后由于胃肠蠕动减慢，胃酸分泌减少，所以产妇的食欲和消化功能均较差。产后当天宜进食易消化的半流质食物，如面条汤、面片汤、粥等，第二天再正常饮食。剖宫产的产妇则应听从医生安排多吃几天流质或半流质食物。

3. 早下奶

在医院里都是母婴同室，这样有利于母乳喂养。孩子生后即可与母亲早接触、早吸吮，使母亲早下奶，让

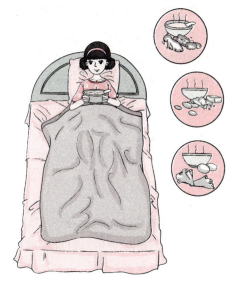

4. 注意个人卫生

在医院会有医护人员帮助产妇用消毒药水清洗外阴，所以一般产妇需要做的就是每天刷牙洗脸、勤换内衣、内裤，饭前便后哺乳前要洗干净手。

产后不宜马上熟睡

经过分娩的过程，产妇消耗了大量的体力和精力。因此，当婴儿出生后，母亲就会大松一口气，紧接着疲劳就会袭来，很想痛痛快快地睡一觉。

但医生主张，产后不宜立即熟睡，应先闭目养神，半坐卧，用手掌

从上腹部向脐部按揉，在脐部停留，旋转按揉片刻，再按揉小腹，时间比脐部稍长。如此反复十余次，可有利于恶露下行，避免或减轻产后腹痛和产后出血，帮助子宫尽快恢复。闭目数小时后就可熟睡，此时周围环境应保持安静。家人应悉心护理和照顾产妇。

 产后可以洗头、洗澡

产后即俗称的"坐月子"，这一段时间，指的是从胎儿、胎盘娩出到生殖器完全恢复的时间，一般为6～8周。在这期间，产妇全身各系统变化较大，乳腺分泌也较多，产妇身体虚弱，容易发生疾病。

产妇在"坐月子"期间很容易出汗，如不注意个人卫生，汗污刺激皮肤很易感染。所以产妇应勤换内衣，在室温20℃的条件下，可以经常淋浴或擦浴。也可以洗头，但洗头要及时擦干，不要着凉。

产后恶露要持续约3周，恶露是产后经阴道排出的分泌物，血性恶露内含血液、坏死蜕膜及黏液。在分娩3～7天后，血液减少，浆液增多，在恶露未干净的这段时间，产妇要保持外阴清洁，大小便后要冲洗外阴和肛门，但注意不要用盆浴和坐浴。产后还要注意保持口腔卫生，如果牙齿敏感，可用温水漱口刷牙。

 为产妇创造一个良好的休息环境

产后调养，第一步就是休息。为了保证产妇能充分休息，尽早恢复身体，国家为产妇规定了产假，家属更应配合，以保证产妇安心休息，尽快康复。

1. 卧室舒适

（1）空气流通

产妇卧室要空气流通，经常开窗通风换气，排除室内异味以保持空气新鲜，有益于产妇心情愉快，身体的恢复。

（2）清洁卫生

卧室要保持清洁卫生，窗明几净，光线柔和，家具放置整齐，并可摆放几盆芳香悦目的花草。

（3）温湿度适宜

室内温度控制在20℃～25℃，湿度50%～60%。

2. 保持安静

产妇产后身体虚弱，加之夜间常要哺乳，照顾婴儿，需适当多休息。新生儿神经功能未发育完全，稍有响动会受到惊吓，所以在产褥期要谢客，避免过多亲朋好友探视，保持室内安静，以减少打扰、噪声和传播疾病的机会。

3. 体贴关心

产妇的丈夫、家属要在生活等各

方面关心体贴产妇，不在产妇面前发泄怨言或发脾气，以使产妇心境坦然，心气调和，精神愉快，静心休息。

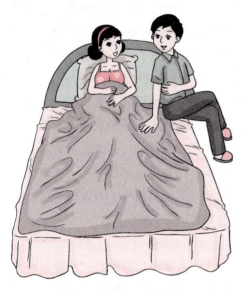

4. 不睡弹簧床

产后睡太软的弹簧床，易引起骶髂关节错缝、耻骨联合分离等骨盆损伤。产妇应睡一段时间硬板床，待身体复原后再睡弹簧床。

产后应注意衣着

1. 以纯棉制品为好

产妇乳罩、内衣、内裤等禁用化纤制品。化纤的纤维易堵塞乳腺管，可以造成产后无奶或缺奶，还可能引起皮肤过敏。

2. 外衣要柔软

外衣不仅要柔软，而且透气性要好。天热季节不必穿长衣长裤，以免生痱子和中暑。

3. 衣着应宽大舒适

牛仔裤、束胸衣等不利于血液循环，特别会影响乳房血液循环，压迫乳房，堵塞乳腺管，易致乳痈。因此，产后衣着应略宽大，腹部可适当用布裹紧，以防腹壁松弛下垂，也有利于子宫复原。但绝不能把腰腹勒得过紧，而导致子宫下垂、盆腔血流不畅及腹内肾、肝、脾、胃、肠等脏器受压，影响呼吸等。

温馨提醒

有的产妇认为坐月子时衣服穿得越多越好，棉衣厚被，捂头捆腿，不分冷热，不分冬夏。多穿多捂，这样身体过多的热不能散发出去，结果出汗更多，使体虚无力，抗病能力下降，不仅易患感冒，天热时还会发生中暑。产后衣着应根据气温变化增减，夏天可穿单薄衣服，不一定要穿长袖衣、长裤、包头等，如觉肢体寒冷，可穿长袖衣。

4. 衣服要勤换

产妇皮肤排泄功能较旺，出汗多，或有些产妇易漏奶，经常浸湿衣服，产后阴道排出血性恶露等，故产妇要勤换衣服，特别是内衣更要常换，在产后的最初 10 天内，内衣、内裤要 1

天1换,以保持卫生,防止感染;被罩、床单也要勤洗勤换,保持清洁、干燥。应注意的是,千万不要穿脏而湿的衣服,更换衣服时要避免感冒。

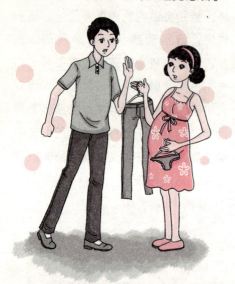

5. 鞋子宜软

以布鞋为佳,要穿舒适而吸汗性能好的平底布鞋,勿穿硬底鞋,也不要穿塑料拖鞋,更不能穿高跟鞋,以防产后足底、足跟痛或下腹酸痛。袜子应选择纯棉线或毛线编织。产后不要赤脚,赤脚会受凉,引起脚痛,对身体不利。

新妈妈佩戴乳罩应注意什么

产后应戴乳罩,有利于乳房的健美与恢复。其好处是:托住乳房,支持和保持乳房的良好姿态;保持良好的血液循环;避免乳房下垂、淤血、

防止患乳腺疾病;避免受到外来损伤;防止其他衣服上的纤维进入乳管孔,引起堵塞影响哺乳。

产妇哺乳时不要怕麻烦,一定要佩戴乳罩,那么,戴乳罩应注意些什么呢?

1. 松紧度合适

戴乳罩时轻轻将乳房托起,调节松紧度,太紧会压迫乳头,太松不仅起不了兜托作用,还会造成乳头摩擦受损。松紧度以活动时乳房无明显抖动感,取下后皮肤上不会留有压迫痕迹为宜。

2. 内层垫衬布

在乳罩内层最好衬一层纱布或戴时垫上防溢乳垫,以免漏奶。可白天戴上乳罩,哺乳时或晚上睡觉时解开或脱下。

3. 经常洗换乳罩

要经常洗换,并且应单洗,决不要与其他衣服特别是化纤衣物一起混合洗涤。要注意乳罩内侧一定不要黏附有任何微细纤维。

产褥期要劳逸结合

产妇在产褥期要休养好身体,要做到劳逸结合,合理安排作息时间。

首先要有充分的休息时间,否则产妇会感觉疲倦、焦虑、精神抑郁,还会影响乳汁的分泌。产妇要保证每

天有10小时的睡眠时间,睡时要采取侧卧位,以利于子宫复原。

一般出院后2周内应以卧床休息为主,产后8小时可以在床上坐一会儿。如分娩顺利,产后12小时可以下床、上厕所。产后24小时可以随意活动,但要避免长时间站立,久蹲或做重活,以防子宫脱垂。

剖宫产的产妇产后前4小时需要绝对卧床休息,第2天可以在床上活动或扶着床边走,第3天、第4天可以下床活动,以后逐渐增加。

第2周,若恢复情况良好,便可下床做一般的事情,第3周起大致可以恢复正常生活了。但由于要照顾宝宝,产妇常常睡眠不足,因此还必须注意休息,不可太疲劳,要学会把握机会多睡一会儿。休息不一定都在床上,下午小睡时可在沙发、躺椅上放松放松自己,可能会得到意想不到的松弛。还可在医生指导下做做产褥体操,帮助身体复原。产后8周可逐渐恢复正常工作。

科学安排产后营养

产后的饮食调养和妊娠期间同样重要,因为产妇不仅需要营养来补充孕期和分娩期的消耗,恢复身体的健康,还要哺育婴儿。但这并不意味着要无限度地加强营养,而是要注意饮食上的科学搭配。产后的1～2天内,由于产妇的消化能力较弱,应该吃些

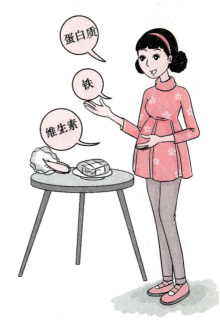

容易消化、富有营养而又不油腻的食物,如牛奶、豆浆、米粥、面条、馄饨、面包等,以后随着消化功能的恢复,可逐渐进食普通饮食,吃一些富含蛋白质的禽蛋、鱼、鸡、瘦肉、乳类和豆制品,以及富含多种维生素和矿物质的新鲜蔬菜与水果,绿叶菜含有丰富食物纤维,能使大便通畅。另外鸡汤、鱼汤、排骨汤有利下奶,但要把汤内浮油除去,以免进食过多脂肪,奶汁内脂肪含量增加,婴儿容易腹泻,为了从食物中获得各种营养,要求产妇一定不要偏食。一般不需要忌口,但应注意尽量避免生、冷、辛辣食物以防消化功能紊乱或引起肠道

疾病。剖宫产的产妇，应根据医生的要求，多吃几天流质或半流质饮食，不要过多地食用厚腻味重之物，避免加重胃肠负担，引起腹胀、腹泻。除了三顿饭，可以在下午和晚间各加餐一次。孕期合并有缺钙、贫血以及分娩时出血多的产妇，除了吃含钙、铁多的食物如牛奶、猪肝、鸡血、青菜、豆制品外，还要继续服用鱼肝油、钙片、铁剂。

温馨提醒

女性在分娩后，适当进行营养滋补，既有利于身体的恢复，又可以有充足的奶水哺乳婴儿。但是，如果滋补过量却是有害的。

1. 滋补过量容易导致过胖。产后过胖会使体内糖和脂肪代谢失调，引起各种疾病。

2. 产妇营养太丰富，必然会使奶水中的脂肪含量增多，如果婴儿胃肠能够吸收，也易造成婴儿肥胖，对其身体健康和智力发育都不利，并易患扁平足一类的疾病；若婴儿消化能力较差，不能充分吸收，就会出现脂肪泻，而长期慢性腹泻还会造成营养不良。

适合产妇食用的食物

产妇在"月子"里的食物主要有以下几种：

1. 炖汤类

如鸡汤、排骨汤、牛肉汤、猪蹄汤、肘子汤等，轮换着吃。猪蹄炖黄豆汤是传统的下奶食品，营养丰富，易消化吸收，可以促进食欲及乳汁的分泌，帮助产妇恢复身体。莲藕排骨汤可治疗月子期间的贫血症状，莲藕具有缓和神经紧张的作用。猪蹄能补血通乳，可治疗产后缺乳症。

2. 鸡蛋

蛋白质、氨基酸、矿物质含量比较高，消化吸收率高，蛋黄中的铁质对产妇贫血有疗效。可以将鸡蛋做成煮鸡蛋、蛋花汤、蒸蛋羹或打在面汤里等。传统习俗中，产妇"坐月子"时，每天至少要吃8~10个鸡蛋，其实2~3个鸡蛋已完全可以满足营养需求，吃得太多人体也无法吸收。

3. 小米粥

富含维生素 B_1、膳食纤维和铁。可单煮小米或将其与大米合煮，有很好的滋补效果。

4. 红糖、红枣、红小豆等红色食品

富含铁、钙等，可提高血色素，帮助产妇补血、去寒。但要注意红糖是粗制糖，杂质较多，应将其煮沸再食用。

5. 鱼

营养丰富，通脉催乳，味道鲜美。其中鲫鱼和鲤鱼是首选，可清蒸、红烧或炖汤，汤肉一起吃。

6. 芝麻

富含蛋白质、铁、钙、磷等营养成分，滋补身体，多吃可预防产后钙质流失及便秘，非常适合产妇食用。

7. 花生

能养血止血，可治疗贫血、出血等病症，具有滋养作用。

8. 水果

各类水果都可以吃，但由于此时产妇的消化系统功能尚未完全恢复，不要吃得过多。冬天如果水果太凉，可以先在暖气上放一会儿或用热水烫一下再吃。

有利于产后恢复的蔬菜

产妇在产褥期的食物应是多种多样的，除多吃些肉、蛋、鱼等食品外，还要多吃一些蔬菜。据研究，产妇最好多吃莲藕、黄花菜、黄豆芽、海带、莴笋等，有利母子健康。

1. 莲藕

莲藕中含有大量的淀粉、维生素和矿物质，营养丰富，清淡爽口，健脾益胃，润燥养阴，行血化淤，清热生乳，是祛淤生新的佳蔬良药。产妇多吃莲藕，能及早清除腹内积存的淤血，增进食欲，帮助消化，促使乳汁分泌，有助于新生儿喂养。

2. 黄花菜

黄花菜中含有蛋白质及磷、铁、维生素A、维生素C和甾体化合物，营养丰富，味道鲜美，尤其适合做汤用。中医书籍记载，黄花菜有消肿、利尿、解热、止痛、补血、健脑的作用，产褥期产妇容易腹部疼痛、小便不利、面色苍白、睡眠不安，多吃黄花菜可消除以上症状。

3. 黄豆芽

黄豆芽中含有大量蛋白质、维生素C、纤维素等，蛋白质是组织细胞的主要原料，能修复生产时受损的组织，维生素C能增加血管壁的弹性和韧性，防止产后出血，纤维素能润肠通便，防止产妇发生便秘。

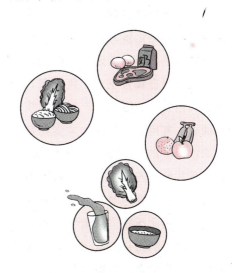

4. 海带

海带中富含碘和铁，碘是合成甲状腺素的主要原料，铁是制造血细胞的主要原料，产妇多吃海带，能增加乳汁中碘和铁的含量，有利于新生儿的生长发育，防止发生呆小症。

5. 莴笋

莴笋是春季的主要蔬菜之一，含有多种营养成分，尤其富含钙、磷、铁，能助长骨骼，坚固牙齿。中医学认为，莴笋有清热、利尿、活血、通乳的作用，尤其适合产后少尿及无乳的产妇食用。

6. 西芹

西芹纤维素含量很高，多吃可预防产妇便秘。

7. 胡萝卜

含丰富的维生素A、B族维生素、维生素C，是产妇的最佳菜肴。

从营养角度来看，不同食物所含的营养成分种类及数量不同，而人体需要的营养则是多方面的，过于偏食会导致某些营养素缺乏。一般的习惯是，月子里提倡大吃鸡、鱼、蛋，而忽视其他食物的摄入。产后身体恢复及哺乳，食用产热高的肉类食物是必需的，但蛋白质、脂肪及糖类的代谢必须有其他营养素的参与，过于偏食肉类食物反而会导致其他营养素的不足。就蛋白质而言，荤素食物搭配有利于蛋白质的互补。从消化吸收角度来看，过食荤食，有碍胃肠蠕动，不利消化，降低食欲，"肥厚滞胃"正是这个道理。某些素食除含有肉食类食物不具有或少有的营养素外，一般多有纤维素，能促进胃肠蠕动，促进消化，防止便秘。因此荤素搭配，广摄各类食物既有利于营养摄入，又能促进食欲，还可防止疾病发生。

产妇为什么吃红糖好

产妇吃红糖是我国民间习俗之一，这具有一定的科学道理。产妇在两餐之间饮适量红糖水，能补身体。红糖含铁量较高，远胜于其他各类糖，而铁是构成血红蛋白的一种重要成分，对于产妇来说，红糖是一种补血佳品。红糖中含有胡萝卜素、维生素B_2、尼克酸以及锌、锰、铬、钙、铜等元素，有助于产后营养、能量和铁质的补充，有助于防治产后贫血。此外，红糖还含有帮助子宫收缩的物质，能促进恶露排出，并有止血作用。

中医认为，红糖性温，味甘，具有益气缓中、行血活血、化淤散寒的功效，善治产后淤血所引起的腹痛，可促进恶露排出和子宫复原。分娩后的女性体质虚弱，气血有亏损，食用红糖可益气养血，健脾暖胃，补血化食。饮用红糖水可以帮助驱风散寒，还可以利尿，有利于防治产后发生尿潴留现象。

产妇喝肉汤要讲究方法

产妇分娩后机体消耗巨大，并且还要给新生宝宝哺乳，此时若多进食些汤汁类食物,这对于产妇来说,既可补充营养,又可增加乳汁的分泌,是产妇的饮食好选择。猪蹄汤、瘦肉汤、鲜鱼汤、鸡汤等汤食,不仅味道鲜美,而且都含有丰富的水溶性营养成分,很利于人体吸收,并且还能起到促进产妇身体早日恢复,提高乳汁分泌的作用,可以说是最佳的营养品了。

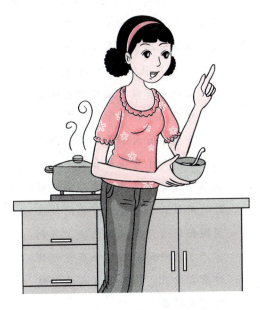

但产妇喝肉汤应当根据其具体情况和希望达到的目的进行合理选择。如果产后乳汁迟迟不下或下得很少者,应及早喝肉汤,以促使下乳,反之应迟些再喝,否则分泌乳汁过多,甚至可造成乳汁淤滞。并且喝肉汤要适量,虽然对身体有很多好处,但并不等于多多益善,喝肉汤过浓或过多,都可使血液中脂肪含量增高,从而使乳汁中的脂肪含量增多,这样的乳汁婴儿不易吸收,而且往往会引起新生儿腹泻。所以,产妇喝肉汤应适度、适量、适时,切记过犹不及。

产妇不宜吃味精

现代科学已经证明味精和麦乳精对产妇的身体有不利影响。专家建议产后产妇不宜吃味精和麦乳精。

乳母在用乳汁喂养孩子时,至少在3个月内应少吃或不吃味精,因为谷氨酸钠为味精的主要成分。谷氨酸钠在肝脏中,经过谷氨酸丙酮酸转氨酶(谷丙转氨酶)的代谢,转化为人体必需氨基酸,它对成年人并不构成任何威胁,但对12周以内的婴儿来讲,因其生理特点与成人不同,如食用味精将会对其机体产生不利影响。因为产妇食用过多的味精,谷氨酸钠通过乳汁进入婴儿体内,其特异性结合婴儿血液中的锌,结合后的产物不能被机体吸收利用而随尿液排出体外。这样一来孩子体内的锌大量消耗从而导致婴儿缺锌,出现味觉差、厌食等症状,还会造成智力减退、生长发育迟缓、性晚熟等不良后果。

产后要预防腰腿、手足痛

分娩后,产妇不仅常出现腰腿

痛，而且手指及足跟部也会出现疼痛。腰腿痛主要是因骶髂韧带劳损或分娩时骶髂关节操作所致；手指痛是由于产后体内内分泌的改变，使手部肌肉及肌腱的力量、弹性下降，关节囊及关节附近的韧带张力减弱致关节松弛和功能减弱，使手稍有负重便会引起手腕及手指关节痛，且经久不愈；由于"坐月子"活动减少，足跟部的脂肪垫变得薄弱，当下床活动时，会引起足跟部的疼痛。为预防产后腰腿手足疼痛可采取下述措施：

1. 产后充分休息

过早持久地站立和端坐，易导致产妇妊娠时松弛的骶髂韧带不易恢复，造成劳损。因此，产后如无特殊情况，应及早下床活动、散步，这样既可避免产后发生腰腿手足关节疼痛，也有利于产后身体的恢复。

2. 勿过早劳动和负重

产后如过早、过多地从事家务劳动和干重活，或过久地抱孩子、接触冷水，不仅会增加骶髂关节损伤的机会，引起关节囊周围组织粘连，造成腰腿痛，而且会使手关节、肌腱和韧带负担过重，引起手腕关节及手指关节疼痛。

3. 慎起居

产后注意加强营养，慎起居，避风寒，生活规律可有效地预防腰腿手足痛。

4. 做产后体操

每天坚持做产后体操，适当运动，对预防腰腿手足痛促进身体康复极为有利。

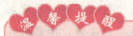

检查会阴及产道的裂伤愈合情况。骨盆底肌、组织紧张力恢复情况，以及阴道壁有无膨出。检查阴道分泌物的量和颜色，如果是血性分泌物且量多，则表明子宫复旧不良或子宫内膜有炎症。检查子宫颈有无糜烂，如果有，可于3~4个月再复查及治疗。检查子宫大小是否正常和有无脱垂，如子宫位置靠后，则应采取侧卧睡眠，并且要每天以膝卧位来纠正。检查子宫的附件及周围组织有无炎症及包块。行剖宫产术的产妇应注意检查腹部伤口愈合情况，以及子宫与腹部伤口有无粘连。

 产后为何还会出现阵阵腹痛

产后1周内，有些产妇常出现阵发性下腹痛，尤其在最初的3~4天内更为明显，这种疼痛称为产后宫缩痛。多见于经产妇，特别是急产后，并随妊娠分娩次数的增多而疼痛逐渐加重，哺乳时尤为显著。初产妇的宫缩痛相对较轻。

腹痛的主要原因是由于在产后子宫复原的过程中，子宫发生阵发性收缩，引起局部血管缺血，组织缺氧，神经纤维受到强烈挤压所致。随着生育胎次的增加，子宫肌肉内含弹性纤维的平滑肌逐渐减少，而弹性差的结缔组织逐渐增加，使子宫肌层的弹性降低，子宫肌肉的收缩力不正常，恢复受到影响。容易出现痉挛性收缩，因此经产妇宫缩痛较重，而且哺乳时疼痛加重。

产后宫缩是子宫复原的表现，具有止血和排出宫腔内积血和胎膜的作用。在宫缩时，于下腹部可摸到隆起变硬的子宫。哺乳时婴儿吸吮乳头可引起反射性子宫收缩，疼痛会加剧。

宫缩产生的腹痛，一般持续3～4天，然后自然消失，不需做特殊护理。重者可以下腹部热敷、按摩，也可应用适量的镇静止痛药物。另外，服用益母草膏、红糖水、黄酒、山楂等，也可见效。

剖宫产术后九大护理要点

1. 要少用止痛药物

剖宫产术后麻醉药作用逐渐消失，一般在术后数小时，伤口较为疼痛，可请医生在手术当天使用止痛药物。在此之后，最好不要再使用药物止痛，以免影响肠蠕动功能的恢复。伤口的疼痛一般在3天后便会自行消失。

2. 术后应该多翻身

麻醉药物可抑制肠蠕动，引起腹胀。剖宫产的新妈妈产后宜多做翻身动作，促进肠肌蠕动功能及早恢复。

3. 卧床宜取半卧位

剖宫产的新妈妈身体恢复较慢，不能与阴道自然分娩者一样，在产后24小时后就可起床活动。因此，剖宫产者会发生恶露不易排出的情况。如果采取半卧位，配合多翻身，就可以促使恶露排出，避免恶露淤积在子宫腔内，引起感染而影响子宫复位，也利于子宫切口的愈合。

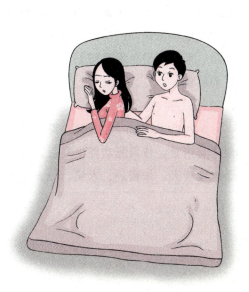

4. 产后注意排尿

为了手术方便，通常在剖宫产术前要放置导尿管。术后24~48小时，麻醉药物的影响消失，膀胱肌肉才恢复排尿功能，这时可拔掉导尿管，只要一有尿意，就要努力自行排尿，降低导尿管保留时间过长而引起尿道细菌感染的危险性。

5. 保持阴部及腹部切口清洁

术后2周内，避免腹部切口沾水。全身的清洁宜采用擦浴，在此之后可以淋浴，但恶露未排干净之前一定要禁止盆浴。每天冲洗外阴1~2次，注意不要让脏水进入阴道。如果伤口出现红肿、发热或疼痛，不可自己随意挤压敷贴，应该及时就医，以免伤口感染迁延不愈。

6. 尽量早下床活动

只要体力允许，产后应该尽量早下床活动，并逐渐增加活动量。这样不仅可增加肠蠕动的功能，促进子宫复位，而且可避免发生肠粘连、血栓性静脉炎。

7. 不要进食胀气食物

剖宫产术后约24小时，胃肠功能才可恢复，待胃肠功能恢复后，给予流食1天，如蛋汤、米汤，忌食牛奶、豆浆、大量蔗糖等胀气食物。肠道气体排通后，改用半流质食物1~2天，如稀粥、汤面、馄饨等，然后再转为普通饮食。

8. 产褥期绝对禁止房事

剖宫产术后100天，如果阴道不再出血，经医生检查伤口愈合情况良好，可以恢复性生活。但是，一定要采取严格的避孕措施，避免怀孕。否则，有疤痕的子宫容易在做刮宫术时而发生穿孔，甚至破裂。

9. 注意做健身锻炼

剖宫产术后10天左右，如果身体恢复良好，可开始进行健身锻炼。方法如下：

(1) 仰卧，两腿交替举起，先与身体垂直，然后慢慢放下来，两腿分别做5次。

(2) 仰卧，两臂自然放在身体两侧，屈膝抬起右腿，大腿尽力靠近腹部，脚跟尽力靠近臀部，左右腿交替做，各做5次。

(3) 俯位，两腿屈向胸部，大腿与床垂直并抬起臀、胸部与床贴紧，早晚各做1次。

上述健身操可从每次2~3分钟逐渐延长到10分钟。

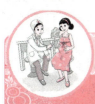

第十五章 产后瘦身与美容

现在很多孕妈咪在生产后急于恢复怀孕以前的苗条身材,总是想方设法瘦身。殊不知,如果瘦身不当会给自己的身体带来诸多健康隐患。

在化妆方面,粉底及油脂等化妆品会堵塞毛孔,影响皮肤呼吸,因此能免则免。但是,皮肤保养却不能忽略,优良品质的营养霜应该天天使用。

产后怎样恢复健美体态

产后体形变化较大,要想尽快恢复,并保持健美体态,必须配合一些产后体操、按摩运动。下面介绍一些健美方法:

分娩24小时以后,每日清晨起床前和晚上临睡前各做一次健美运动,每次15分钟,日后逐渐增加活动范围、次数和运动时间,要根据每个人的具体情况,选择不同的运动项目。

1. 腹肌运动,包括仰卧起坐和抬腿运动。

仰卧起坐。产妇平卧,以双手托枕部,利用腹肌收缩的力量使身体慢慢坐起,坐起后再躺下。如此反复起坐、躺下,连续10次。

抬腿运动。产妇仰卧,两臂平放身侧,先举起一腿与躯干垂直,然后慢慢放下。如此反复交换举腿10次。

2. 盆底肌、提肛肌运动。产妇仰卧屈腿,两臂着床用力,有节律地抬高臀部,使臀部离开床且尽量抬得高些,然后放下。每日2次,每次连续10～15下。

3. 产褥期体操。包括抬头、仰望、扭转、四肢屈伸、反复蹲立、收腹肌和提肛肌等综合运动,以锻炼四肢、腹壁及盆底肌功能,达到健美作用。

4. 产后应适当下床，逐渐参与些轻微的家务劳动，避免久坐久卧。

5. 产后使用腹带，帮助器官、组织、腹肌紧缩，腹带以不影响呼吸为准，但须禁用化纤等制品。

6. 按摩。产妇仰卧，用两手掌在下腹部做圆圈式揉按，由左向右，再向下、向上为1周，连做5～6周后，再从相反的方向做5～6次。每日早晚各一遍。产妇不哺乳时即可按摩乳房，左右手掌各按摩一侧乳房，同时做圆圈形揉按，方法同下腹部按摩，次数可多些，每遍可摩擦10余次，每日按摩3～4次，可使乳房肌肉逐渐紧缩。

贴心叮咛

分娩后，妈妈宝宝皮肤接触，不断的抚摸，会刺激妈妈脑垂体分泌两种激素。一种是催乳素，可促进乳汁分泌。另一种是催产素，可刺激子宫收缩，促进子宫复原，使母亲能保持良好的体形。

体形、体态健美的标准有哪些

现代人既不以瘦为美，也不以胖为美，而是以科学的美学观点来评定体形、体态美。体形美是静态的，体态美是动态的，它是以人们正常的健康的生长发育过程为基础，是通过营养、锻炼、训练逐渐形成的。体形美又是体态美的基础，对女性而言，形体和健美标准有以下几点：

1. 骨骼发育正常，关节不显得粗大突出，身体各部分比例适度、均匀相称，无过短、过长之感，脊柱背视成直线，侧视有正常生理曲线。无平背、圆背等缺陷。

2. 肌肉发达、有弹性，皮下脂肪适当，无粗笨、虚胖、过分纤细之感，肤色健康。

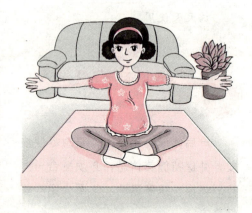

3. 五官端正并与头面部配合协调，表情丰富，颈部不前探、后缩或倾斜。

4. 肩线水平，双肩对称，肩部圆浑、健壮，无窄肩、溜肩之感，也不垂肩或耸肩。

5. 胸廓宽厚，胸肌圆隆，乳房丰满坚挺，富有弹性，不过分肥大和松弛下垂，两侧对称，侧视有明显的女性曲线特征，无桶状胸、漏斗胸、鸡胸等异常形态。

6. 胳膊骨肉均衡，手柔软，指纤长。

7. 腹部扁平坚实，腰部纤细而结实有力，两侧对称，髋骨以上明显内收，呈葫芦状；臀部丰满而结实，不扁不窄，厚而不宽，向后凸而不向横向发展，同时呈上翘，不显下坠，向上与腰、向下与大腿形成明显的曲线，最好高于耻骨水平。

8. 腿修长而直，大腿线条柔和，小腿长，腓肠肌较高并突出，两腿并拢时正视、侧视均无屈曲感。足弓高。

什么样的坐、走姿态才是优美的

要培养良好的形象，提高坐、站、走的素质是非常重要的，这需要平时加强锻炼。

坐下时要轻，人体从腰部起略向前倾，轻轻坐下。坐下后上体要保持直立，脊柱和颈向上，胸乳前挺，可略有前倾，双肩平正放松略向下后引。如果双膝并拢，自然屈曲呈"之"形，会使腿看起来更苗条些。双腿分开时距离不宜过大，双腿不要在膝以上交叉，这既影响血液循环又不美观。侧坐时上体与腿应同时转向一侧。坐姿保持的关键是身体重心要落在臀部，不要落在大腿或后背上，梳头、吃饭、写字都要注意保持。

可用蹲高马步桩法练习坐姿，即两脚平行开立，同肩宽，脚趾向前，屈膝，使身体下落并保持脊柱挺直，两臂撑在身体两侧或体前，以助平衡，保持1～2分钟，重复数次。

站立时应挺胸、挺腰、收腹、收臀，全身放松而不僵直，身体重心落在两足之间、脚弓前端。应注意以下几点：

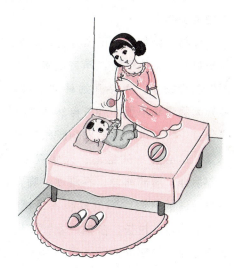

1. 上提下压

下肢、躯干肌肉群向上伸，特别是大腿前部用力上提，内侧用力夹紧，使整个腿重心上提，胸部含一口气，颈部上伸，同时两肩保持水平，放松下压，不要耸肩，双臂放松。

2. 前后相夹

臀部向前发力，腹部收缩向后

发力。

3. 左右向中

人体两侧对称的肌肉向正中发力，不要向一侧倾斜，这样全身力量就集中于身体中心。

还要注意分腿站立，腿的开度不要超过肩宽，不要低头探颈、抠肩、驼背、撅臀、凸肚或双腿明显弯曲，这都是肌肉缺乏紧张度所致，这不仅不美，还会压迫内脏影响健康。如果由于长期抱孩子导致肩膀一高一低或肩膀前屈，则应多做一些肩部和背部的健美训练。

走路、跑步、上下楼等行动时要全身自然，上体正直，昂首挺胸，收腹，以胸领步，上腰开始移动下肢，要经大腿带动小腿，膝盖自然弯曲不要僵直。脚落地时不要只用脚跟负担体重，这会使身体猛动、大腿突出、臀部后伸、腹部前伸，不雅观。脚尖对着前进的方向，不里抠也不外撇，支撑腿伸直、拉长，步幅适度，步伐稳健轻盈，腿部动作舒展流畅，上下协调，自然摆动双臂，注意适当收缩腰肌，提高臀位，有提气之感。走路时要避免左右晃或上下跳，以及无力拖行或过多的碎步（腿前伸时未伸展就着地）等不良步态，也不要产生过于笨重的脚步声。另外，注意不要穿跟太高的鞋，以免跷着脚、撅着屁股或探着腰走路。

产妇由于分娩原因有外八字走路的倾向，要注意纠正，应多加强步态训练。

产后如何保养皮肤

妊娠后，由于体内激素水平的变化，有些孕妈咪皮肤会变得细腻、光滑，但也有些孕妈咪皮肤变得非常敏感、粗糙，面部还会由于黑色素沉着而出现明显的妊娠斑。同时，由于孕期腹部和乳房的膨大，体重的迅速增加，腹部及乳房的皮下弹力纤维断裂，以致在这些部位出现了暗红色的妊娠纹。

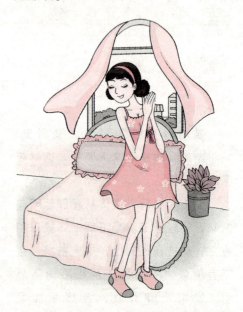

一般孕妈咪对于这种皮肤变化都很苦恼，其实这种现象是可以避免或改善的，下面介绍一些具体的方法来帮助孕产妇做好孕期及产后的皮肤

保养。

1. 饮食

孕产妇此时应多吃富含维生素C的食物，如柑橘、草莓、蔬菜等，还应多吃富含维生素B_6的牛奶及其制品。

2. 睡眠

保证充足的睡眠。

3. 护肤

对皮肤进行适当的按摩，不宜浓妆艳抹，不宜频繁更换化妆品的品牌，更不应选用那些劣质的化妆品。

妊娠后，由于生理调节可使孕妈咪皮肤黑色素沉着产生黄褐斑，以鼻尖和两颊部最突出，且对称分布，形状像蝴蝶，也称为蝴蝶斑。怀孕后胎盘分泌雄孕激素增多使色素沉着，产后雄孕激素水平恢复平衡状态，大部分人可自然减轻或消失，但有的人却难以恢复，需要进行祛斑。

消除黄褐斑需要一定时间，并受众多因素的影响，在生活中应注意养护结合。要做到不急不躁、心态平和、情绪良好；要保证充足的睡眠，尤其不应熬夜；避免日晒；选择适当的护肤品，如天然成分及中药类的祛斑化妆品、粉底霜、粉饼、防晒品等；应注意日常饮食，多摄入维生素C、维生素E及蛋白质，少食油腻、辛辣食品，忌烟酒，不饮用过浓的咖啡。还可采用一些安全、有效的祛斑方法进行祛斑，如中草药祛斑、针灸祛斑、激光祛斑、果酸祛斑、磨削祛斑等。但最可靠、有效的方法是将中草药祛斑和针灸祛斑结合使用的方法，这种方法见效慢，但安全可靠，标本兼治，不易反弹。

另外，还可以使用对祛斑有辅助作用的食物自制简便易用的面膜，自行调理。如将冬瓜捣烂，加1个蛋黄，蜂蜜半匙，搅匀敷脸，20分钟后洗掉；将黄瓜磨成泥状，加入1小匙奶粉或面粉，调匀敷面，15～20分钟后洗掉；还可经常用黄瓜汁、冬瓜汁、柠檬汁等涂擦面部。

产后如何保持头发的秀美

孕产期体内激素发生明显变化，头发在妊娠后会出现一些不良现象，如头发干涩、枯黄，弥漫性脱落，感到头皮痒，有鳞屑脱落等，油性皮肤产妇甚至出现脂溢性脱发。因此，为了在产后保持头发的秀美，一方面要保持头发的清洁卫生，另一方面可通过饮食进行调节。

产妇在产前、产后要经常沐浴、洗发。洗头可起到按摩作用，能够加速血液循环，使头发保持生长规律。清洁头发可疏通毛孔，防止患脂溢性脱发。洗发时应顺头发生长方向梳洗，以便梳理方便和避免扯落头发。每日勤梳理头发，刺激毛发再生，但不要用塑料、尼龙梳子，最好用木梳或牛角梳。

调整饮食结构对于秀发保健也很重要，但需注意脱发部位不同，饮食结构也应不同。如额部脱发，应限制食用人工合成的糖制品，如糕点、巧克力等，要多吃新鲜蔬菜。头顶部脱发，应多吃脂肪食物，日常食用油最好使用葵花子油。脑后部脱发可多食各种深色蔬菜和水果。还有很多食品对美发可起到良好的作用，这里列举几种，希望对大家能有所帮助。

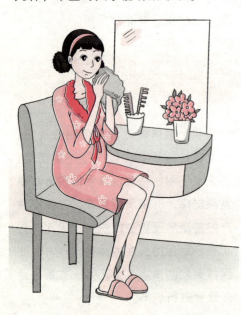

1. 肉骨头汤。将骨头砸碎煮汤，不仅味道鲜美，而且具有减缓毛发老化的功效。

2. 日常休闲小食品。葵花子、黑芝麻、核桃等可防止头发脱落、干涩，并为头发的营养和新生提供必须的营养。

3. 新鲜水果、蔬菜。可以制成对付脱发的小偏方，如用鲜姜片或大蒜汁擦拭脱发处，或在洗发水中加入柠檬汁、食醋，可促进头部血液循环；每天用生芝麻少许与淘米水共煎至刚沸腾，稍冷却后洗发，待头发干后1小时再用清水冲洗，效果很好。

另外，保持愉快的心情、充足的睡眠，避免忧郁和紧张对于防治脱发也很重要。

如何避免产后肥胖

女性为了孕育和哺乳后代，身体会发生一些相应的变化，从怀孕开始激素及新陈代谢明显改变，机体的蓄脂功能增强，到产后阶段食欲增强，营养丰富，产妇极易肥胖。产妇肥胖一般产后一段时间就可恢复，也有一部分女性从此再也无法恢复苗条身材了。但是，通过锻炼或日常生活中的健美活动，也是可以恢复苗条身材的。

造成肥胖的最常见原因是饮食因素。产后饮食要注意节制，不要吃得太多，宜少吃多餐，而且应少吃动物脂肪、内脏和甜食，多吃高蛋白、高维生素的食物。

产后哺乳的产妇应做到合理哺

乳、及时断奶，以帮助产妇保持体形。哺乳方法要正确，让孩子交替吸吮双侧乳房，以免使乳房出现两侧的不对称。哺乳期不要过长，以10个月到1年为宜，最好于孩子满10个月时断奶。过分延长哺乳时间，乳房会萎缩、干瘪。另外，要保证乳房健美还应做到产后要早吸吮、进行乳房保健，这样可使断奶后乳房仍然保持丰满。产后适当运动是产后保健及健美的重要措施。产后切不可忽视锻炼，不要整日卧床休息，应及早下床活动，一般正常分娩的产妇产后（顺产）3天即可下地做些轻微的身体活动，在两周内就可以开始做健美操了。但在产妇进行运动前需注意一些

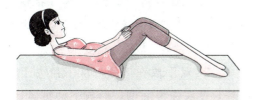

事情：如运动前排空膀胱，运动后出汗，要及时补充水分；应每天坚持早晚各做15分钟，至少持续2个月；运动不应在饭前或饭后1小时内进行，不宜太勉强或过于劳累，次数由少渐多。

强调产妇及早运动应是适宜的运动，而有一些运动对产妇的身体会产生不良的影响，必须避免。由于哺乳期间产妇的关节较松弛，应避免给关节增加压力的锻炼方式，比如强度很大的健身运动，举重训练，或者跑、跳、爬楼梯、打网球等。

 怎样做面部美容保健操

面部不仅体现了仪表美，而且反映了人的健康状况和精神状态。面部运动和按摩可使血液流畅，代谢旺盛，滋润皮肤，改善皮肤功能。为防治面部妊娠斑，减少皱纹，消除眼部浮肿，产妇应做面部美容操，使面部重现青春活力。以下介绍的一套面部美容保健操是以自我锻炼为主、按摩为辅的面部美容方法：

1. 准备阶段

两手掌心相互摩擦，使其发热；闭眼，用双手在额面部、头额部稍用力摩擦、按揉，使面部有微热感。反复3~5次。

2. 练习阶段

（1）额部。在额头处水平方向摩擦1分钟，以有热感为佳；压住眉上皮肤同时抬眉20次；由两眉处向上推擦20次，推完后揉额头片刻。

（2）眼部。用双手食指由内侧向外侧沿上下眼眶分推20次，再由两眼外角向后鬓角处推20次；揉眉和上下眼睑、太阳穴各1分钟；用食指将下眼睑向嘴角方面压拉，同时试着闭眼，做10次；做怒目瞪眼动作10

次，双眼做环绕动作，上视、下视、左视、右视各10次。

（3）鼻部。在鼻梁两侧斜纵摩擦20次，鼻下人中处左右摩擦20次。

（4）嘴唇。努嘴，放松，10次；鼓嘴，放松，10次；绷紧双唇，放松，10次；下唇包上唇，绷紧，放松，10次。

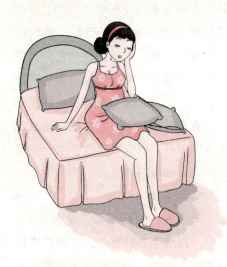

（5）面颊部。绷紧，放松面颊肌肉，10次。

（6）耳部。双手捂耳向后擦20次；握住耳郭上部，由上到下捋到耳垂，20次。

3. 整理阶段

用手指在皮肤各处按压，有皱纹处可用两手指绷开部分皮肤，使皱纹展开，同时用另一手指在皱纹上轻轻地纵向按压；用手指在各处皮肤叩击；用食指、拇指轻轻地顺着肌肉方向捏夹；用两手掌掌心轻轻按压各处。

怎样做颈部健美操

颈是很能体现女性美的一个部位，而且头部姿势能直接反映一个人的气质。颈部脂肪容易堆积，肌肉易衰退，这就很容易形成颈部肥胖，下巴有赘肉，出现双下巴。特别是产后这一段时期，颈部皮脂腺少，易老化干瘪，产生皱纹，使人有未老先衰之感。颈部锻炼和按摩可以加强肌肉紧张度，增强皮肤弹性，延缓衰老。颈部锻炼有以下步骤：

1. 头部保持平直不动，双手抵住下巴，用力把嘴慢慢张大，使颌肌肉绷紧，保持片刻，放松。重复10次。

2. 双手放在下颌，从下用力上托，使头慢慢后仰，形成下颌绷紧，然后慢慢放松低头。重复10次。

3. 头部做各个方向的转动，前屈后伸，左右侧屈。重复20次以上。

4. 胸前平推。两臂屈肘，双手抬至胸前，一手张开撑起向正前推出，一手握拳回收至体侧，两手交替推出、回收。重复20次。

5. 俯卧撑。俯卧，两臂伸直以手撑地，双手距离与肩同宽，两腿并拢伸直，脚尖足趾支撑地面，身体悬空，收腹紧腰。两臂弯曲，将上身下压至最低位（一般是胸部将贴近地面），然后两臂用力伸直还原。动作中身体始终保持挺直，不沉肩、不塌腰、不撅臀，开始时下降的幅度可小一些。连续10次。

肩、背、胸部健美方法

肩、背、胸部的常见缺陷是由于肌肉萎缩导致双肩下塌，小而干瘪，胸上部干枯，甚至驼背，双肩前耸，或由于抱孩子双肩不对称。主要健美手段是通过锻炼使肌肉发达。平常要注意昂首挺胸和左右平衡，产后6个月起可多游泳，这样对肩背、胸部健美非常有益。下面介绍一些有针对性的体操练习动作：

1. 绕肩。两臂在体侧肩关节处做环绕动作，臂屈曲、伸直，正反各做10次。

2. 举臂。双臂抬于胸前，做一臂上举、一臂下伸的动作，到位后可加上摆振。重复20次。

3. 胸前交叉。两臂侧平举，伸直，水平地向前合拢，做交叉动作，并迅速向两侧张开还原成侧平举。交叉时左右手要注意交替，一手在上，一手在下，还原时两肩要向后伸。各10次。

4. 仰卧床边，头悬空，抬头尽量靠近胸部10次。然后向左、右各转动5次。

5. 站立或坐位，尽量绷紧下巴前伸，还原。重复10次。

6. 两嘴角向下用力，尽量压下巴使颈部肌肉绷紧，保持收缩状态，数秒后放松。重复10次。

让乳房重现美丽

1. 让胸罩帮助你

适宜的胸罩可将乳房舒服地托举起来，避免因重量的增加而使乳房韧带松弛，导致乳房下垂。

生完宝宝后，马上选择一个既可给乳房的皮肤提供舒适的接触，又便于哺乳并能预防乳房下垂的胸罩。胸罩的肩带设计最好宽一些，罩杯最好是高弹性材质。

产后塑身专用的胸罩，最好在哺乳结束，胸部胀痛感消失并乳房呈现下垂时开始使用，这样可有效地托起乳房。哺乳期佩戴胸罩特别重要，乳房增大及每天被宝贝吮吸很容易发生下垂，不能因怕麻烦就不戴胸罩。

2. 坚持健胸运动

运动可增强胸部肌肉的强度，尽可能给予乳房支撑，使乳房挺立起来，避免下垂。

让胸高耸起来的最简单方法是双肘弯曲、肘部向外侧打开；做手掌撑地、手撑墙、举哑铃、举较重的字典等运动。

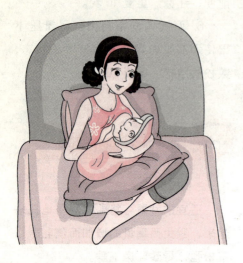

双手在胸前挤压卷成团的毛巾，一边挤压一边呼气，挤累的时候将胳膊高抬，双手举至头顶稍作休息，一般做10次即可。手中的挤压物也可用水杯、树干代替。

收紧你的腰腹

1. 让塑身用品帮助你

女性的胸、腰、腹、臀拥有较多脂肪，这些脂肪的柔软性使身材在产后有了重塑的可能。如果能正确选穿塑身内衣，会有助于身材恢复。

分娩后，当恶露减少后就可穿束腰和束裤。束腹带可束紧腹部，使腹肌恢复原状。

如果腰部、胃部、臀部有明显的多余脂肪和赘肉，可选择高腰长型束裤，对松弛粗大的腰、臀能够整体收束，可有效地塑造腰身曲线。

2. 坚持腰腹运动

坚持腰腹运动要掌握适度原则，腹压过大不利于盆底组织恢复。

一定的腰腹运动可燃烧掉这些部位多余的脂肪，还有利于使松弛的腹部肌肉恢复，从而达到减肥塑身的目的。

产后腰部变粗，是由于腰部增加了赘肉，去除腰部多余赘肉最简便、最有效的运动是做仰卧起坐。另外，还有一种方法也有效，即臀部以上的部位平躺于地板上，双肘抱头轻轻抬起，双腿弯曲靠拢，以腰为支点左右摆动，摆动幅度要大，双腿不能够挨地。

产褥期过后，可随时随地做收紧腹肌、增强腹肌力量的运动，如在上班途中的车上，坐在座位上挺胸收腹或双脚离开地面片刻，在办公桌前，双肘撑于桌面，臀部抬起片刻，均可起到收腹作用。

按摩推除赘肉法：按摩需要乳霜、乳液或是精油的帮助。产妇可以选用市面上口碑较好的产品，功效是标明紧肤燃烧脂肪或者对抗橘皮组织的产品。每天在沐浴后花5分钟，以局部画圆圈的方式，按摩腹部和腿部等易产生赘肉的地方。

怎样做臀部健美操

臀部极易堆积脂肪使体形发生改变，而其形态直接影响着躯干和身体的比例。东方女性臀底线较易形成臀部下垂，当肥胖时更是如此。这会使双腿看起来很短，缺乏美感。练习臀部健美操不仅可以消除脂肪，还会维持臀部弹性，使臀部升高上翘、健美。

很多日常行为若加以注意就能很好地锻炼臀部。坐时身体要正直，重心在臀部；站时可有意识地夹臀，走时若方便可有意大步流星地走，脚跟发力；猛蹬腿；多上下楼梯；骑自行车时高抬腿；用力原地跑步等。练习臀部健美操动作如下：

1. 站立位，向前、后、侧踢腿并回摆。注意上体始终挺胸收腹直腰，不能前后左右摆动助力，放下时要用力控制，放慢速度，膝部要绷直，不能弯曲，两手可侧平举或扶物维持平衡。

2. 后深蹲。两腿开立与肩同宽，身体慢慢控制着向下蹲。注意腰、胸、背、头部要保持挺直，脚跟不要离地，不易平衡时可轻扶他物，当蹲至最低点时用力交替伸蹬两腿，使身体挺起，腰、背和胸仍保持挺直。重复20次。

3. 膝屈侧摆。仰卧或用手撑地坐，屈曲起双膝，并拢，臀部稍抬起，上身不动，先把双膝倒向左侧床（地）面，再摆转向右侧床（地）面。重复20次。

4. 仰卧桥式挺身。仰卧，屈膝，抬起臀部，挺髋送腹，用双脚和双肩支撑起躯体。悬空，保持数秒钟，落下。重复20次。

5. 俯卧单直腿向上抬。俯卧，腿伸直，左右交替向上抬，尽量抬高，注意体会臀部用力。重复20次。

6. 臀部行走。坐在地板（床）上，双腿伸向前方自然屈曲，用臀部向前"行走"，轻微提起左臀及左腿滑向前方，然后提起右臀及右腿滑向前方，持续1分钟，再改为提起后滑向后方，倒走1分钟。

 ## 使双腿恢复昔日风采

女性生育后双腿会发生明显改变，甚至有些一看就知道其生育过。这是因为怀孕期间，尤其是怀孕后期，庞大、沉重的子宫压迫双腿，下肢静脉回流受阻，可出现妊娠水肿使双腿皮肤紧绷，产后水肿消退后皮肤就松弛下来了，同时，下肢静脉回流受阻也可造成下肢静脉曲张，分娩后很难恢复孕前的水平。如产妇在产后长期卧床，将加剧下肢静脉曲张，使扭曲更加趋于浅表，而且缺少运动使肌肉萎缩，脂肪增长。所以，分娩后产妇应积极采取修护措施，使双腿恢复昔日的风采。这里介绍两种行之有效的保养办法，帮助产妇恢复双腿往日的魅力。

最为简便实用的方法是产后用弹力绷带或医用弹力套袜束住腿部。这一方法采用压迫下肢静脉以迫使血液向心脏回流，从而达到消除或减轻下肢肿胀、胀痛的目的。怀孕后期，这一方法也可用来减轻双腿水肿程度。

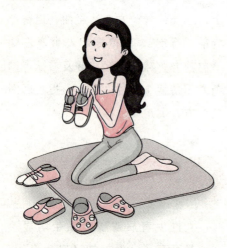

分娩正常的产妇产后第五天至满月即可做双腿健美操，适当运动双腿，锻炼腿部肌肉，改善下肢静脉血液的回流。锻炼时坐在地上（床上），两腿伸直并拢，腰部挺直，两手臂伸直放到身后，手指伸开支撑地面，吸气时脚尖尽量上翘，呼气时脚尖尽量伸直。然后仰卧，两下肢伸直略分开，两臂放在身体两侧，吸气时左脚伸直，与上身成直角，足尖翘起两只脚交替进行，并注意锻炼时呼吸与动作的配合。

产妇体质虚弱，锻炼期要根据自己的具体情况，不要太急切和太勉强，坚持每日早晚各一次，每节操做两三分钟即可。满月以后则可进行各种适宜的运动，如慢跑、双腿伸屈运动、游泳等，进行肌群锻炼以恢复大腿肌肉的强度、弹力。

如何让阴道紧缩

由于产后阴道会有不同程度的变化，使得性生活时摩擦力减弱，原有的阴道对阴茎的"紧握"能力下降，影响夫妻双方的性快感，对性生活的质量有一定的影响。但是影响性生活的原因是多方面的，除了生理上的原因，夫妻双方心理上的调适也很重要，丈夫应对妻子体谅和包容。只要注意产后的恢复锻炼，一般产后3个月后，产后妈妈的阴道是可以恢复到以前的水平的。

阴道本身有一定的修复功能，产后出现的松弛现象在产后3个月即可恢复。但毕竟是经过挤压撕裂，阴道中的肌肉受到损伤，所以阴道弹性的恢复需要更长的时间。产后妈妈可以通过一些锻炼来加强弹性的恢复，促进阴道紧缩。

1. 屏住小便

在小便的过程中，有意识地屏住小便几秒钟，中断排尿，稍停后再继续排尿。如此反复，经过一段时间锻炼后，可以提高阴道周围肌肉的张力。

2. 提肛运动

在有便意的时候，屏住大便，并做提肛运动。经常反复，可以很好地锻炼盆底肌肉。

3. 收缩运动

仰卧，放松身体，将一个手指轻轻插入阴道后收缩阴道，夹紧阴道，持续3秒钟后放松，反复重复几次。时间可以逐渐加长。

温馨提醒

新妈咪可以为自己建立一个腰腹档案，记录腰围和腹围以做比较。这要求学会正确的测量腰围和腹围。早晨起床后，空腹测量。身体立正，软尺在腹部与肚脐平行且最大处绕一周，测得的即是腹围；身体立正，软尺在腰部最细处绕身一周，测得的即是腰围。然后开始运动，并不断地记录比较，让自己不断地进步。

4. 其他运动

走路时，有意识地绷紧脚内侧及会阴部肌肉，然后放松，重复练习。

经过这些日常的锻炼，可以大大改善盆底肌肉的张力，帮助阴道弹性的恢复，对性生活有所帮助。除了恢复性的锻炼，产后妈妈还应该保证摄入必需的营养，保证肌肉的恢复。

肥胖体质怎样调理

妊娠中的机体，以雌性激素为主的内分泌系统起了很大变化。这些变化在产后可渐渐恢复，但由于激素的影响，也可出现肥胖或消瘦的情况。

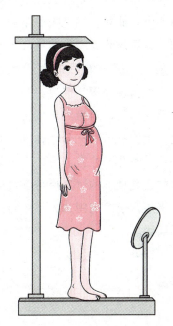

产后过于肥胖大体上是暂时性的，不久就可以恢复到原来的样子。

可是，仍然需要努力使虚胖减轻。这时期正是婴儿越来越可爱的时候，所以更要请你注意，既要照料好孩子，又不要忘记自己的健美。

虽然做家务事也是锻炼身体的一种办法，但是如能做简易体操和伸屈运动效果更佳。洗澡的时候，认真地按摩腹部也能使虚胖减轻。

消瘦体质怎样调理

如果说产后肥胖是普遍的状态，那么变得显著消瘦的产妇，有必要怀疑她们是否有慢性疾患。例如，慢性胃肠障碍、慢性肾炎、心脏疾患等。妊娠前已患结核性疾病的人当然更要及时治疗。此外，还有内脏下垂、无力型、神经质等类型的体质和代谢机能低的人，因分娩后的生活负担加重，也可出现消瘦的情况。

无论如何，对待上述情况，重要的是让她们在产后充分地休养，并且好好接受医师的检查。另外，不管是肉体的还是精神的过度疲劳都可以使产妇消瘦，所以周围的人都应给予体谅和照顾。

产后瑜伽调理术

瑜伽起源于印度，是古代印度哲学六大派中的一派。瑜伽是梵文词，意思是自我和原始动因的结合或一致。从广义讲，瑜伽是哲学，从狭义讲瑜伽是一种精神和肉体结合的运动。现在一般讲瑜伽，是指练功方法，用来增进人们的身体、心智和精神的健康。下面这套瑜伽姿态功法适合产后2个月的妈妈练习，有助于生殖系统、体形的恢复。

1. 船式

功法：仰卧，两腿伸直。两臂平放体侧，掌心向下。吸气，同时将头部、上身躯干、两腿和双臂全部抬起来，离开地面。双臂应向前伸直与地面平行，一边蓄气不呼，一边尽量长久地保持这个姿势，以不勉强费力为准。一边慢慢呼气，一边渐渐地把双腿和躯干还原，放松全身。重复此练习3次。

作用：有助于腹部器官和肌肉恢复，并有助于促进肠道蠕动，改善消化功能。

2. 猫式

功法：跪下来，坐在脚跟上，伸直背部。抬起臀部，两手放在地上。

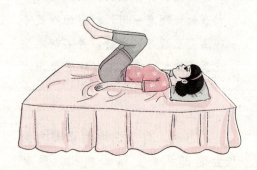

吸气，抬头，收缩背部肌肉，保持5秒钟呼气，垂下头，拱起脊柱，再保持5秒钟。两臂伸直，垂直于地面。

作用：有助于子宫恢复正常位置。

3. 虎式

功法：开始时跪下，臀部坐在两脚跟上，脊柱要伸直。两手向前伸，放在地板上，抬高臀部，做出爬行的姿势。两眼向前直视，吸气，右腿向后伸展。蓄气不呼，弯右膝，把膝指向头部。两眼向上凝视，保持5秒钟。呼气，把屈膝的腿，放回髋部下面，贴近胸部，脚趾高于地面，两眼向下看，鼻子贴近膝部，脊柱应弯成拱形。把右腿向后方伸展还原，每条腿做5次。

作用：减少髋部和大腿区域的脂肪，强壮生殖器官。

4. 双腿背部伸展式

功法：挺直上身坐着，两腿向前伸并拢，掌心放在大腿上。向前平伸双臂，两肩向后收，吸气，双臂高举过头，呼气，慢慢向前弯，尽可能舒适地向前弯下来，两手抓住小腿，两肘向外和向下弯，低下头部，尽量接近双膝，保持10秒钟。吸气，伸直双臂还原。放松全身，反复做2次。

作用：使子宫、膀胱充满活力，生殖腺受到滋养。

5. 蝗虫式

功法：俯卧，两臂向后伸直，呼气，同时抬起头、胸膛、双腿。有规律地呼吸，尽量长久地保持此姿势。逐步还原，全身放松，重复2次。

作用：有益于骨盆范围各器官。

怀孕知识速查手册

第五篇

细心照顾新生儿

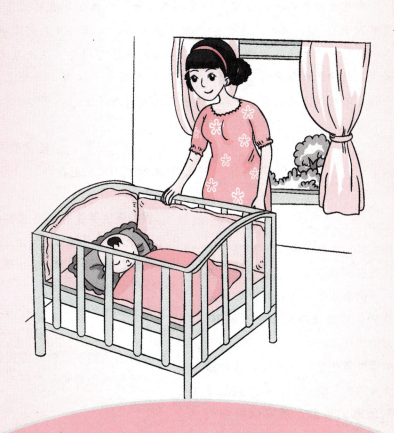

第十六章 新生儿护理与喂养

新生儿期是指婴儿出生后的第一个月内，即俗语所称的"没满月的孩子"。胎儿在母体内发育了40周而成熟，脱离母体来到人世，其机体对自然生活环境的适应需要2～3周才渐趋稳定。在此期间，新生儿的神经中枢发育不完善，器官机能活动能力不足，非常容易受体内不良因素的侵袭，所以对新生儿需要特别护理。

新生儿适宜的生活环境

1. 房间

新生儿出生后不久，一天当中多半时间是在睡眠中度过的。为此，新生儿的房间必须是能使新生儿睡眠安静的房间。应选择杂人少、光照好、通风好的房间。

值得注意的是，应避免将床铺放在日光直接照射的地方，或光线从正面照到眼睛的位置，还要保持空气新鲜。

2. 室温

新生儿怕冷，因此保温是很重要的，室温夏天在23℃～25℃左右，冬天在20℃上下比较合适。夜间使用暖水袋或脚炉时，要离开新生儿10厘米～20厘米左右。

3. 清洁

保持清洁卫生是非常重要的。病人和小孩子绝对不要靠近新生儿。小孩子的好奇心强，不注意容易出事故。

此外，出生一个月以内，不要带新生儿去人多的地方，应控制与新生儿贴脸亲嘴。应使新生儿远离小动物，因为小动物不仅带有细菌，而且还有可能伤害到婴儿。在新生儿的房间应避免吸烟。

细心观察新生儿的身体状况

根据新生儿的特点进行护理非常重要，这是保证新生儿适应环境和健康成长的第一个关键环节。

1. 维持正常体温

新生儿出生时,产房内的室温应不低于22℃;新生儿娩出后即用清洁、柔软、温暖而干燥的毛巾包裹。生下4~6小时内的小儿体温调节功能较差,更应重视保暖。新生儿穿衣时理想的室温是24℃左右。

2. 眼睛

新生儿刚出生时,双眼应滴0.25%氯霉素眼药水一次,以后眼睛要保持清洁。有分泌物时,可用消毒棉球蘸生理盐水揩洗,但不要来回地擦,然后再滴0.25%氯霉素眼药水。如"眼粪"较多,且双眼红肿,应去医院诊治。

3. 耳部

应经常更换睡位,防止耳部受压时间长,影响血液循环。洗头时,应防止水溅入耳内,平时应防止眼泪、奶汁流入耳内。如果一耳或两耳有黄水流出,有臭味,这是外耳道炎,应去医院看病。

4. 鼻腔

由于室内干燥,常有鼻痂形成,可滴温开水少许使之软化,用棉签轻轻拨出,切忌挖鼻孔,以免引起感染。

5. 口腔

新生儿口腔黏膜较薄嫩,易擦伤,有的家长喜欢用黑布蘸淘米水擦宝宝口腔,这是很危险的,易引起感染。一般喂奶后,喂少许温开水清洁口腔即可。

对溢奶或吐奶的新生儿应注意保持其口角干燥,预防口角炎的发生。

6. 皮肤

新生儿刚出生时可以用消毒的棉花或软纱布蘸消毒的植物油,将头皮、面部、耳后、颈部及其他皱折处揩洗干净。初生两周内在给新生儿洗澡时,要重视环境温度与水温,室温应为28℃,水温37℃左右。洗澡时,水不要浸入新生儿脐部,洗后可用70%酒精清洁脐孔。

7. 臀部

要勤换尿布。每次大便后要用温水将婴儿臀部冲洗干净,然后擦干。浴后或在清洗臀部后于尿布区涂5%鞣酸软膏。若皮肤发红,每次大便后局部洗净,擦干后应扑粉或涂上鱼肝油或凡士林。

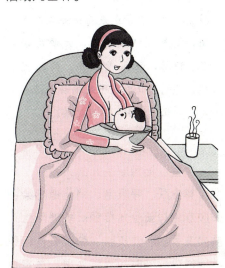

8. 脐部

新生儿的脐部护理非常重要,如果护理不当可成为感染的入侵途径,应保持新生儿脐部的清洁干燥。若新生儿脐部有脓性物渗出或红、肿,可用3%双氧水或70%酒精清洗局部,洗完擦干后涂2.5%碘酊或1%龙胆紫。若伴有体温异常或食欲减退应立即就诊。

9. 大小便

新生儿一般在初生后的24小时内排第一次大小便,胎粪呈墨绿色,尿色偶尔可呈粉红色。若出生后24小时内无胎粪排出,要警惕新生儿先天性消化道畸形的可能,生后48小时不排尿,要注意有无泌尿道畸形。

> **温馨提醒**
>
> 如发现新生儿发热或体温过低,食欲减退,烦躁不安,黄疸出现得早、过深或迟迟不退,皮肤和黏膜苍白、青紫色或有出血点或淤斑,气急或呼吸困难,大便次数多、稀薄,吐血或便血,两眼定视,屏气,口角或手足抽动等情况时,应立即就医,不可延误。

10. 预防感染

探望、接触新生儿的人数应尽量少,有皮肤、呼吸道、消化道感染的人应避免与新生儿接触。护理新生儿前要洗手。小儿皮肤、黏膜有任何微小损伤或感染时应立即处理。居室每天开窗通风1~2次,每次半小时。

如何给新生儿换尿布

初为父母,在为新生儿更换尿布时总是显得手忙脚乱,不知怎么做好,往往是弄得新生儿不太舒服或粪便污物到处都是,很不卫生。在这里向年轻的父母介绍一下怎样为新生儿更换尿布。

当新生儿尿布湿了的时候,应该及时更换。换尿布前先将洁净的尿布准备好,如果新生儿排便了,还要事先准备好洗臀部的温水和小毛巾。更换时,先掀开尿布的前片,如尿布上仅有尿液,可用左手握住新生儿的踝部,右手将尿布前片的干燥处轻轻由前向后擦拭外生殖器官部位,将尿液吸干,然后抬起臀部,把尿布撤出。如有粪便,要将粪便折到尿布里面,取出后包好放在一边,然后用柔软的卫生纸或婴儿专用湿巾将臀部上的污物擦干净,再用准备好的小毛巾蘸上温水清洗臀部。注意应从前向后冲洗,并要将皮肤皱褶处的污物清洗干净。最后将干净的尿布放在臀下,把尿布的前片拉在两腿之间,兜于臀部,然后用带子或松紧带固定尿布。换尿布时一是要注意带子或松紧带不要系得太紧,以免影响新生儿腹部运动，同时也不舒服；二是在新生儿脐带没有脱落以前，不要将尿布捂在脐部，以防尿液的污染。

在新生儿每次喂奶前应先换上干净的尿布，这样吃奶后新生儿就能舒舒服服地睡觉了。否则，吃奶后再换尿布，很容易引起新生儿呕吐。

量后立即清洗。如尿布上仅有尿液，可用热水浸泡后用清水漂洗干净；如有粪便，可将尿布上的粪便清除后放入清水中，用碱性小的肥皂揉搓，洗净后一定要再用清水多冲洗几遍。所有尿布洗净后，最后均要用开水烫一烫，拧干后晾在阳光下晒一晒，以达到杀菌消毒的目的。

如何清洗新生儿尿布

温馨提醒

刚出生的婴儿，头呈细长形，耳朵紧紧地贴在头上。这是因为婴儿通过产道时，头部受压迫而形成的易通过形状，因为几块头颅骨受到挤压，两侧重叠，并非畸形。过些日子头形就会变得正常了。耳朵也会在1～2天之内恢复正常形态。

新生儿尿布的清洗看上去非常简单，其实洗尿布也有很大的讲究。如不按照正确的方法去做，不仅尿布污

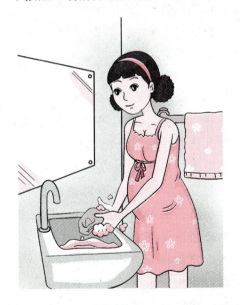

脏，有气味，同时也会损伤新生儿柔嫩的皮肤并引起感染，从而影响新生儿的健康。

每次更换下来的尿布不要随地乱扔，应放在固定的盆内，积存一定数

这里要强调的是，清洗尿布一定要用清水多洗几遍，最好是用温热水来清洗尿布。尿布上不管尿多尿少，都不能不洗就放在煤炉、暖气上烤干或在太阳下晒干就再用。这是因为沾有粪便、尿液的尿布对新生儿臀部皮肤有一定的刺激作用，如母乳喂养的新生儿，粪便中乳酸杆菌较多，呈酸性，而喂牛奶的新生儿粪便多呈碱性，无论粪尿是酸性还是碱性，对新生儿柔嫩的皮肤都有一定的伤害。因此，一定要将尿布上的尿液、粪便以及肥皂中的酸碱成分彻底清除掉，才

能达到真正清洗尿布的目的。

洗净晒干的尿布,要叠好放在一边以备更换时取用方便。新生儿换上干燥洁净的尿布后,会感到非常舒适。

如何护理好新生儿的脐带

脐带是胎儿与母亲胎盘相连接的一条纽带,胎儿由此摄取营养与排除废物。胎儿出生后,脐带被结扎、切断,留下呈蓝白色的残端。几个小时后,残端就变成棕白色,以后逐渐干枯、变细,并且成为黑色,一般在出生后3~7天内脐残端脱落。脐带初掉时创面发红,稍湿润,几天后就完全愈合了。以后由于身体内部脐血管的收缩,皮肤被牵拉、凹陷而成脐窝,也就是俗称的肚脐眼。

好脐部护理,防止发生脐炎。脐带内的血管与新生儿血循环系统相连接,生后断脐时及断脐后均需严密消毒,否则细菌由此侵入就会发生破伤风或败血症,因此必须采取新法接生。脐带结扎后,形成天然创面,是细菌的最好滋养地,如果不注意消毒,就会发生感染,所以在脐带未脱落前,每日均要对脐部进行消毒。

脐带脱落后,每次洗澡后先用干棉签将脐窝里的水擦净,然后用左手拇指和食指沿脐周将其扒开,右手用酒精棉签自脐带中心向外消毒一周,切忌用一根棉签来回擦。

一般在孩子出生后24小时,就应将包扎的纱布打开,不再包裹,以促进脐带残端干燥与脱落。处理脐带时,洗手后以左手捏起脐带,轻轻提起,右手用消毒酒精棉棍,围绕脐带的根部进行消毒,将分泌物及血迹全部擦掉,每日1~2次,以保持脐根部清洁。同时,还必须勤换尿布,以免尿便污染脐部。如果发现脐根部有脓性分泌物,而且脐局部发红,说明有脐炎发生,应该及时请医生治疗。

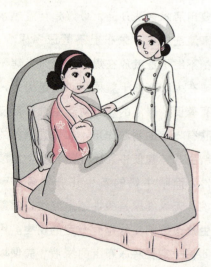

在脐带脱落愈合的过程中,要做

如何给新生儿穿衣服

穿衣服的时候把孩子放在床上,看看尿布是否干净,不干净时先更换尿布。在给孩子穿套头衫时,一定要把它抻好,用手指把衣领拉一拉。把衣服套在婴儿的头上,同时把孩子的头略微抬起,撑开右袖后,顺势把孩子的胳膊放进来,左侧的袖口也这样做。拉平衣服,同时注意孩子是否舒服。如果是成套的宽松衣服,需要解开扣子,把衣服弄好放在平面上,再把孩子放在上面。抻开右侧袖子,套入孩子的小拳头,同时拉起袖子,再将胳膊放进去。左侧也按同样的方法进行。把孩子的右腿放到裤腿里,然后再放左腿,最后系好衣服。

当孩子发育到能够全身运动后,可以把孩子放在膝上换衣服。如果两条腿撩起来,正好可以让孩子坐在中间,一只手扶着孩子。还可以把膝上和床上两种方法结合起来。例如,在膝上换上衣比较方便,但是裤子在床上换比较容易。换衣服时,要分散孩子的注意力,例如可以给孩子拿些玩具。

脱衣服的时候把孩子平放在床上,从上向下解开衣服。需要更换尿布时,轻轻地拉出双腿更换尿布。提起孩子的双腿,把衣服从孩子身下滑到肩部。轻轻拉出孩子的左手,再拉出右手。如果需要脱套头衫,先把衣服卷到颈部,抓好孩子的肘部,把衣服折成手风琴状,轻轻地拉出胳膊。撑开领口,小心从孩子的头上脱下衣服,注意不要触到孩子的面部。

新生儿如何晒太阳

太阳光中的红外线温度较高,对人体主要起温热作用,可使身体发热,促进血液循环和新陈代谢,增加人体活动功能。太阳光中的紫外线能使皮肤里的麦角胆固醇转变成维生素

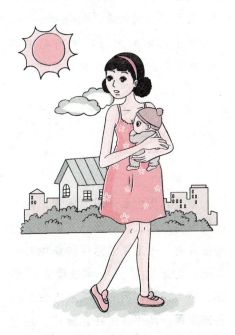

D。维生素D进入血液后能帮助吸收食物中的钙和磷,预防和治疗佝偻

病。紫外线还可以刺激骨髓制造红细胞，防止贫血，并可杀灭皮肤上的细菌，增强皮肤的抵抗力。新生儿太小时不能直接到室外曝晒，一般要等出生3周后，才能把新生儿抱到户外晒太阳。开始的时间要短，只晒一部分，然后再慢慢地增加时间和扩大范围。在户外，不要让新生儿吹风太久，不然容易感冒。头及脸部不要直接照射，可戴帽子。

一般说来，新生儿晒太阳可按下面的顺序进行：最初可以从脚尖晒到膝盖，约5～10分钟即可，然后可将范围从膝盖扩至大腿根部。除去尿布，可晒到肚脐，时间约15～20分钟。最后，可增加晒背部约30分钟。

新生儿如果流汗，可用毛巾擦净，再喂以白开水，以补充水分。

新生儿的抱法和包裹法

1. 抱法

新生儿出生后一段时间里，尚不能控制自己的头，因此，当妈妈欲抱新生儿时，一定要注意保护新生儿的头部。抱起时要把手伸过婴儿的颈部，将头托起，另一只手放入背部和臀部下面，两手共同托起婴儿。用这种方法抱婴儿就能容易且安全地将其转移到任何地方。同时要做到动作轻柔，切不可用力过猛，以免造成新生儿受伤。

抱的时间，原则上是5～20分钟，抱太久或是次数过多，皆易养成婴儿爱被人抱的习惯，假如抚抱10分钟还无法抑止婴儿啼哭的话，便要仔细检查婴儿的身体，解开衣服察看是否有异状，或是让他喝牛奶以防因饥饿而哭闹，如果情况未见改善，要马上送医院检查。

2. 包裹法

刚出生不久的新生儿，人们总喜欢用被子等把他包裹得严严实实，俗称"蜡烛包"。目的是给孩子保暖，另外还可以扳直手脚，避免将来成为"罗圈腿"。其实，这样是不正确的。胎儿在母亲的子宫内四肢呈屈曲状

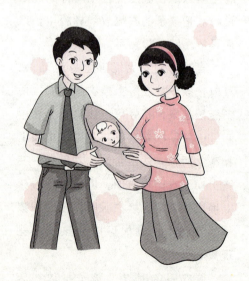

态，出生后这种姿势还需要维持一段时间，如果突然用包裹、捆绑的方式去改变这种姿势，会给新生儿带来很大的不适应，并影响新生儿自由伸

展，从而妨碍其正常的生长发育。另外，也容易造成新生儿腋下、腹股沟、臀部等处的皮肤糜烂。有的专家认为，这种包裹法还会影响新生儿肺部的呼吸，影响胸廓发育，是导致肺部感染的因素之一。至于"罗圈腿"和"X"形腿，现已证实，完全是由于后天喂养不当和疾病等因素引起的，如佝偻病所造成的骨骼变形，并不是"蜡烛包"所能解决的。相反，"蜡烛包"可诱发髋关节脱位等意外情况发生。

应该让新生儿的双腿叉开，处于像青蛙腿样的自然姿势，或用尿不湿包上后，外面再松松地裹上毛毯等，以防新生儿受凉。这样不仅满足了他们自由发展的需要，而且还能治愈一部分轻度先天性髋关节脱位的病儿。

如何辨别新生儿的异常信号

新生儿身体的变化很多，许多看似异常的现象其实是十分正常的，在这里列出一些供参考：

1. 体重下降

出生后婴儿体重可逐渐下降6%～9%。这是由于新生儿进食和喝水少，肺和皮肤不显性失水，大小便排出水分所引起的。10天之后即可恢复到出生时的体重。

2. 头形异常

阴道分娩的新生儿头部一般呈椭圆形，像肿起一个包似的。这是由于分娩过程中胎头在产道内受压引起的。有的新生儿出生后头部出现柔软的肿块，而且逐渐肿大。这是分娩时受压而引起的头皮血肿，只要局部不感染，出生后不久便可消退。

3. 尿发红

新生儿一般在出生后24小时内排尿。看到尿布被染成砖红色时不必担心，这是尿中的尿酸盐引起的。

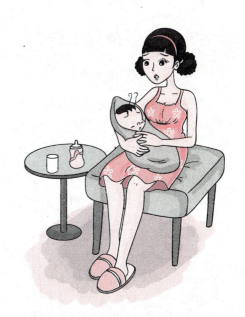

4. 大便发黑

新生儿的第一次大便叫胎便。出生后24小时内新生儿可排出黏稠的黑绿色的无臭大便。这是由消化道分泌物、咽下的羊水和脱落的上皮细胞组成的，3天之后即可转为正常。

5. 斑块

有的新生儿皮肤会出现粉红色的斑块。这是由于皮肤柔嫩，受外界刺激而充血引起的，1~2天后可消退。出生后2~3天，多数新生儿的面部、胸背部等处皮肤可出现轻度黄色现象，叫生理性黄疸。父母不必惊慌，一般1~2周便可消失。

新生男婴的阴囊看起来好像有些肿，这些水肿很快会自然消退。女婴的小阴唇比大阴唇要大，好像有些突出似的，这也会自然恢复正常。

新生儿睡眠不安怎么办

新生儿在正常情况下每天大约有18~22小时在睡眠中。新生儿睡眠不安是一些家长常常遇到的问题。

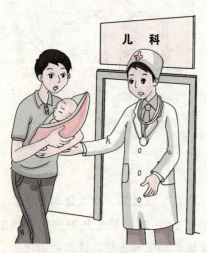

新生儿睡眠不安，首先注意发生的时间是在白天还是在夜晚。有的新生儿白天睡觉，夜晚哭闹不眠，即所谓的"夜哭郎"。对这样的孩子尽量让他白天少睡觉，使他疲劳，这样晚上自然就能睡好。

另外，还要找找孩子睡眠不安稳的原因，再采取相应的措施。看看室内的温度是否过高，或是否包裹得太多。孩子因太热而睡不安稳，鼻尖上可能有汗球，摸摸身上也潮湿，这就需要降低室温，减少或松开包被。孩子感到舒适就能入睡。如果孩子的小脚发凉，则表示是因保暖不足而不眠，可加盖被或用热水袋在包被外保温。大小便使尿布湿了，孩子不舒服也睡不踏实，应及时更换尿布。母乳不足，孩子没吃饱也影响睡眠。要勤喂几次，促进乳汁分泌，让孩子吃饱。

新生儿低钙血症的早期也表现睡觉不踏实，应在医生的指导下给孩子补充维生素D和葡萄糖酸钙。

如果除睡眠不安还伴有发烧、不吃奶等其他症状时，应立即去医院检查医治。

母乳喂养的重要作用

1. 营养成分适宜

母乳的营养能满足一个健康婴儿在出生后6个月内所需的营养素（除铁以外）。母乳中的蛋白质、脂肪和乳糖比例适当，最适合新生儿消化吸收能力和营养需要，不仅有利于宝宝体格的生长发育，而且母乳中乳糖较牛乳多，是大脑发育不可缺少的原料，所以母乳被称为新生儿生命之本，是新生儿成长的源泉，并且随婴儿月龄的增加，母乳成分也随之改变，适于婴儿消化吸收和代谢。

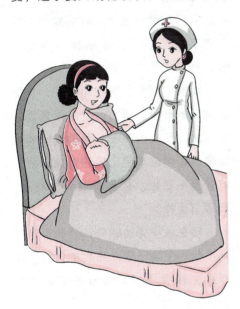

2. 增强抗病能力

母乳中含有来自母体的抗体及其他免疫物质，尤其是初乳中含有大量抗体，使新生儿出生后接受了第1次被动免疫，这样能抑制微生物生长，使初生儿免受细菌、病毒等微生物的感染，减少患病机会。

3. 母乳较人工代乳品更容易被婴儿消化和吸收

纯母乳喂养的婴儿不会便秘，大便也很少，这是由于食物有效地完全消耗的缘故。新生儿的大便往往软而无臭，并且不含有通常会引起阿摩尼亚性皮肤炎的细菌。因此，新生儿是不易患尿布疹的。

4. 提高孩子智商

母乳喂养可以提高孩子智商。首先，母乳中含有丰富的牛硝酸（乙磺酸），它是一种含硫氨基酸，能够促进神经细胞核糖核酸和蛋白质的合成，对乳儿的大脑及整个中枢神经系统的发育有重要作用；其次，母乳中还含有丰富的胆固醇、神经生长因子等，这些物质均有利于乳儿的神经系统的生长发育和智力的发展。

5. 促进母子感情

哺乳时新生儿在母亲怀抱中能经常享受到拥抱、爱抚、肌肤接触，因而感到愉快、安全。这对新生儿的情绪、性格和智力的发育有利。同时，新生儿吸吮乳头的动作能使母亲感到轻松、愉快。

6. 经济卫生方便

母乳喂养不需额外的开支就能使新生儿得到新鲜、清洁无菌、温度适宜的天然营养食物，且哺乳方便。由母亲直接抱着喂乳，肌肤接触机会多，还能及时发现初生婴儿的冷暖、疾病，便于及早诊治。

7. 加速子宫收缩

新生儿吸吮乳头，能促使母亲子宫收缩和复位，减少出血，并可降低乳房癌和卵巢癌的发生率。

8. 母乳喂养对母亲恢复苗条体形有利

有关研究表明，如果采用母乳喂养，能有效消除母体在妊娠期间所积聚起来的脂肪。在母乳喂养期间，母体内释放一种激素，名为"催产素"。这种激素可促进子宫恢复到原来的正常大小，骨盆更快地恢复正常，腰围缩小。而且母乳喂养也不会影响乳房的形状和大小，这也是广大年轻母亲所担心的。

9. 母乳喂养有利于母亲避孕

如果采用母乳喂养的话，因小儿吸吮刺激，使催乳素分泌增加，促进产乳量，同时抑制排卵，可避免怀孕。当然，绝对避免是不可能的，仍有怀孕的可能。因此，哺乳母亲仍需要采取避孕措施。

温馨提醒

初乳是产妇分娩后一周内分泌的乳汁，颜色淡黄色、黏稠。初乳营养丰富，能增强婴儿的抗病能力，保护婴儿健康成长。初乳还能帮助婴儿排出体内的胎粪、清洁肠道。因此，一定要让新生儿吃上初乳。

哺乳的方法

哺乳前，要先给孩子换尿布，再洗手。母亲首先要用肥皂洗手，用消毒毛巾擦干净。乳房要经常保持清洁。哺乳前用温湿毛巾敷乳房5分钟左右，如能敷整个乳房，就更易泌乳了。

尽可能让婴儿把乳头含得深些，直到把乳晕部分都送入婴儿口中，这样才容易吸吮乳汁。要让婴儿交替着吸吮左右乳房，两边要平均吸出才好。乳房如过分涨满，乳头就变得非常不容易吸吮了，要稍稍弄得瘪一些，再让孩子吃才好。

哺乳时要倾斜着抱起孩子，支撑着孩子的脖子。再有，就是注意乳头不要堵住婴儿的鼻子。正确的坐姿很重要，否则母亲易出现腰背痛，婴儿吃得也不安生。应坐有靠背的椅子，脚踏小板凳。

躺在孩子旁边哺乳，会因母亲睡着了而有使孩子窒息死亡的危险，所以避免躺着喂奶，对母亲来说是明智的。

哺乳的时间和次数

1. 哺乳的时间

刚出生不久的婴儿，每次吃两三分钟，就可以休息休息再吃。但是，过两三周以后，就可以在10分钟左右吃完必需量的70%~80%，如吃15~20分钟，婴儿就会自己吐出奶头睡了。如婴儿吃完奶，吃饱了入睡了，而乳房内还有剩下的奶，一定要把余乳吸出，以防淤乳后乳腺炎，或者影响乳汁的分泌。

2. 哺乳的次数

从出生到两三周，母亲泌乳不好，婴儿也还不习惯，所以仍然是不规则的和多样的。过两三周以后，如果母乳分泌得旺盛了，婴儿吸吮力也增强了，每隔两小时半到三小时，婴儿就会有吃奶的要求。授乳的次数，两个月以前的婴儿，一般喂奶的时间是 6 时，9 时，12 时，15 时，18 时，22 时；夜里的时间可稍延长一些，到凌晨 2 时，共 7 次。过了 3 个月的婴儿，夜间尽可能不喂奶，喂奶的时间是 6 时，10 时，14 时，18 时，24 时，共 5 次。

哺乳的时间一定，对孩子养成规律性的习惯是很好的，这对母亲的乳房也是一种良性的刺激。但也不必过分生硬。如果喂奶的时间到了，孩子还睡得正香甜，也就没有必要把孩子弄醒吃奶。

然而，对两个月以前的婴儿，想吃的时候就让他吃，不必太强制。婴儿离开母体到外界生活，万事的步调都要循序渐进才会给婴儿带来好的效果。

如何合理喂养婴儿

营养的合理是孩子今后德、智、体全面发展的关键所在。所谓合理喂养就是保持营养素的平衡，满足婴儿机体生长发育的需要。5 个月以下的婴儿，生长最迅速，消化功能比较脆弱，应提倡母乳喂养，如果母乳不足或其他原因，亦可用混合喂养或人工喂养。喂奶的间隔时间可根据婴儿的具体情况而定，不必严格限制。两次喂奶的间隔可适当喂些温的白开水，婴儿从出生开始，应当在医生指导下每天补充维生素 D 400～800 国际单位。正常足月新生儿出生后 6 个月内一般不用补充钙剂。6 个月以后母乳或牛奶已不能完全满足婴儿生长发育的需要，此时应逐步添加辅食，包括添加蛋黄和营养米粉。6 个月可添加菜泥、水果泥和粥类食品。7～8 个月可添加碎菜末、鸡蛋、肉末、鱼肉、面条等。9～10 个月可添加肝、豆腐等食品。添加辅食应掌握的原则是：从少量开始，逐步增加，一种食品适应后再添加新的品种，以免引起消化不良。

在具体喂养时，应根据自己孩子的特点，进行适当调整。判断喂养是否得当的客观指标为：婴儿吃奶后不哭闹，睡眠好，大便消化，体重增长满意。

> **温馨提醒**
>
> 哺乳的初期，母乳分泌不好，孩子吸吮也不好，一般都不太顺利。做父母的为此难免心中焦急，但是，虽然焦急，也不要轻易就换成牛乳喂养。

第五篇 细心照顾新生儿

怎样给新生儿喂药

如果是口服药液，可用滴管或塑料软管吸满药液后，将管口放在宝宝口腔颊黏膜和牙床间慢慢滴入。如果发生呛咳，应立即停止挤滴药液，并抱起宝宝轻轻拍后背，以免药液呛入气管。

粉剂或片剂可溶于水中，放入奶瓶，让宝宝自己吮吸服下。注意把黏在奶瓶上的药液加少许温水涮净服用，否则无法保证足够的药量。也可以将溶好的药液用小勺直接喂进宝宝嘴里。喂药时，把小勺紧贴宝宝嘴角慢慢灌入。等宝宝把药全部咽下去，再用勺喂少量白开水。

汤剂中药药量煎少一些，以半茶盅为宜。每天分3～6次，根据宝宝平时习惯采用可以接受的方式喂。

给新生儿服药时不要将药和乳汁混在一起喂，因为两者混合后可能出现凝结现象，会降低药物的治疗作用，甚至影响新生儿的食欲。

温馨提醒

婴儿发出微弱的哭声、嘶哑的哭声、喘不过气来的哭声，或者不停地发出不同的哭声，便要引起父母的注意。还有从大声哭变成小声哭的时候，要判明婴儿是高兴了逐渐停止哭啼了，还是情况恶化，力气衰竭了。如是后者，就要迅速与医师联系，并接受医嘱。

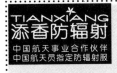

小贴士：孕期防辐射秘笈

胎儿的生长发育只有一次，不能重来，身为准妈妈的您，除了为胎儿生长发育提供足够的营养，还应该远离可能对胎儿造成危害的——电磁辐射。

添香防辐射专家指出，在受精卵刚开始发育时，细胞、基因、蛋白质等的复制过程都牵涉到电流的流动，微量电磁波会改变钙离子通过细胞膜的速率，进而改变细胞内蛋白质的表达。此外，细胞内遗传物质DNA信息受到电磁波影响，可能无法准确传达到遗传因子。所以在怀孕期间，特别是孕早期，准妈妈应适当躲着点电磁波，具体方法如下：

✿ 别让电器扎堆。不要把电器摆放得过于集中或经常一起使用，特别是电视、电脑、电冰箱不要集中摆放在卧室里。

✿ 不要在电脑背后逗留。电脑显示器背面辐射最强，其次为左右两侧。

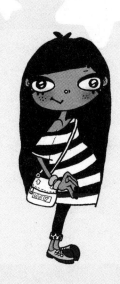

✿ 用水吸电磁波。水是吸收电磁波的最好介质，可在电脑的周边多放几杯水。

✿ 减少待机。当电器暂停使用时，不要长时间处于待机状态，待机时间长会产生辐射积累。

✿ 及时洗脸洗手。电脑显示器表面存有大量静电，其聚集灰尘可转射到皮肤裸露处，引起皮肤病变，因此在使用电脑后应及时洗脸洗手。

✿ 接手机别性急。手机在接通瞬间及充电时通话，释放的电磁辐射最大，最好在手机响过一两秒后再接听。充电时不要接通电话。

✿ 穿上防辐射服装。因为很难把握电磁波的安全范围，所以最放心的办法就是穿上防辐射服。现在防辐射服装的款式越来越接近时装，所以穿着上班逛街都不会难看哦。